U0388879

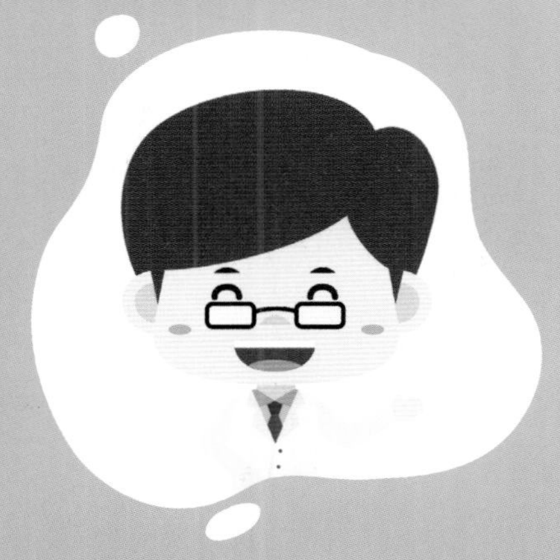

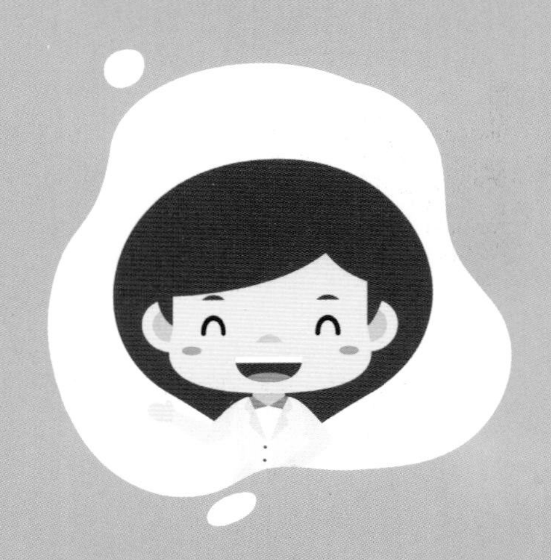

中共北京市委组织部 “青少年创新能力建设工程”
北京市教育委员会、北京市财政局 “北京市基础教育阶段创新人才培养项目”
北京市教育委员会 “翱翔计划”
北京市教育委员会、北京市科学技术委员会 “雏鹰计划”

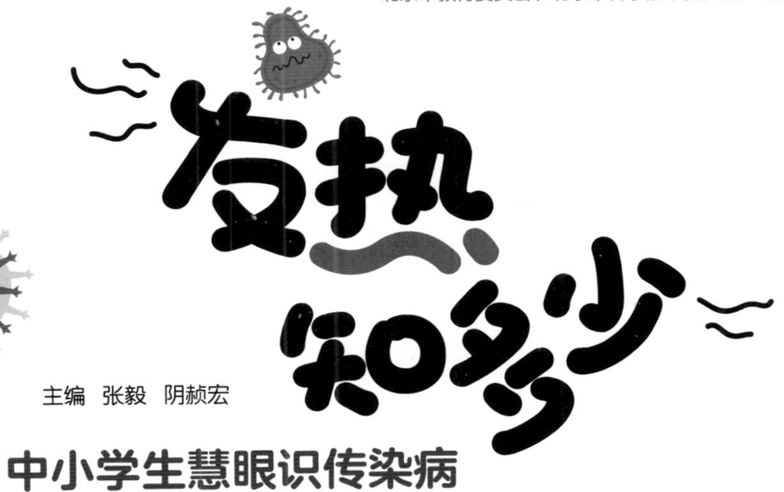

发热，知多少

主编 张毅 阴赪宏

中小学生慧眼识传染病

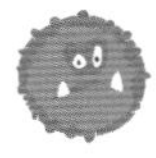

人民卫生出版社

图书在版编目（CIP）数据

发热知多少：中小学生慧眼识传染病 / 张毅，阴赪宏主编. —北京：人民卫生出版社，2020
ISBN 978-7-117-29811-7

Ⅰ. ①发… Ⅱ. ①张… ②阴… Ⅲ. ①传染病－预防（卫生）－青少年读物 Ⅳ. ①R183-49

中国版本图书馆 CIP 数据核字（2020）第 030034 号

人卫智网 www.ipmph.com 医学教育、学术、考试、健康，购书智慧智能综合服务平台
人卫官网 www.pmph.com 人卫官方资讯发布平台

发热知多少——中小学生慧眼识传染病

主　　编　张　毅　阴赪宏

出版发行　人民卫生出版社（中继线 010-59780011）
地　　址　北京市朝阳区潘家园南里 19 号
邮　　编　100021
E - mail　pmph @ pmph.com
购书热线　010-59787592　010-59787584　010-65264830

印　　刷　北京顶佳世纪印刷有限公司
经　　销　新华书店
开　　本　787×1092　1/32　印张　4.5
字　　数　78 千字
版　　次　2020 年 3 月第 1 版　2020 年 3 月第 1 版第 1 次印刷
标准书号　ISBN 978-7-117-29811-7
定　　价　35.00 元

打击盗版举报电话：010-59787491　E-mail：WQ @ pmph.com
质量问题联系电话：010-59787234　E-mail：zhiliang @ pmph.com

主　编　张　毅　阴赪宏
副主编　岳文涛　刘瑞霞　齐海宇　郭易楠　李春云
秘　书　迟　诚　于晓政
编　者　（以姓氏汉语拼音为序）
白　洁　北京市东交民巷小学
迟　诚　首都医科大学附属北京妇产医院
崔立建　首都医科大学附属北京朝阳医院
刁宗礼　首都医科大学附属北京友谊医院
郭易楠　首都医科大学附属北京妇产医院
侯　斐　首都医科大学附属北京地坛医院
李春云　首都医科大学附属北京妇产医院
李小丽　首都医科大学附属北京友谊医院
刘　波　北京市第十二中学

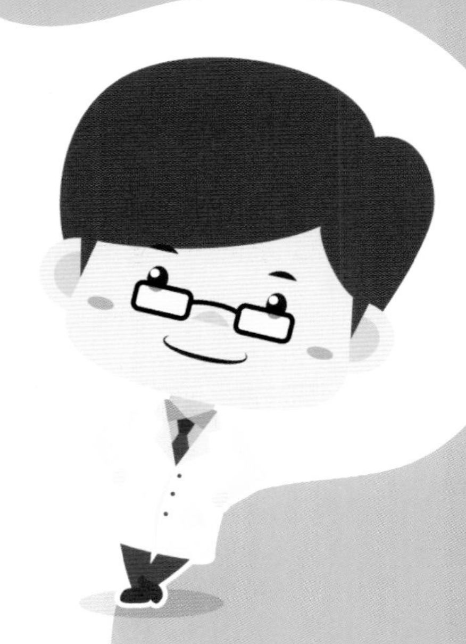

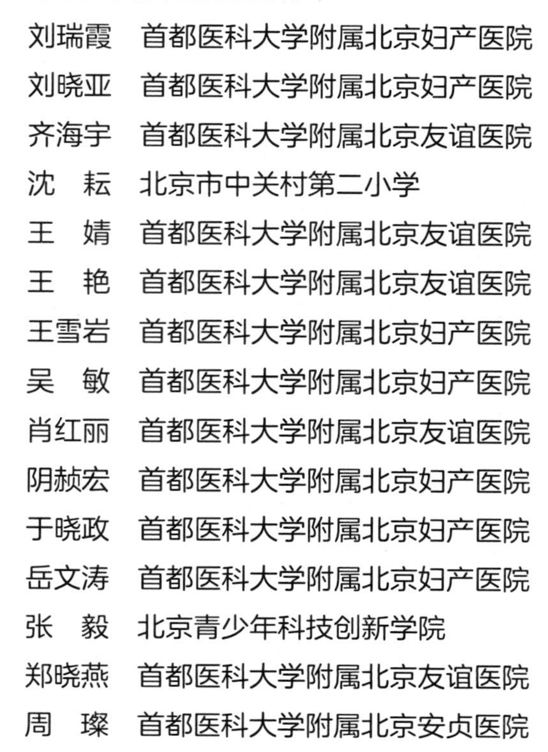

编　者　（以姓氏汉语拼音为序）

刘瑞霞　首都医科大学附属北京妇产医院
刘晓亚　首都医科大学附属北京妇产医院
齐海宇　首都医科大学附属北京友谊医院
沈　耘　北京市中关村第二小学
王　婧　首都医科大学附属北京友谊医院
王　艳　首都医科大学附属北京友谊医院
王雪岩　首都医科大学附属北京妇产医院
吴　敏　首都医科大学附属北京妇产医院
肖红丽　首都医科大学附属北京友谊医院
阴赪宏　首都医科大学附属北京妇产医院
于晓政　首都医科大学附属北京妇产医院
岳文涛　首都医科大学附属北京妇产医院
张　毅　北京青少年科技创新学院
郑晓燕　首都医科大学附属北京友谊医院
周　璨　首都医科大学附属北京安贞医院

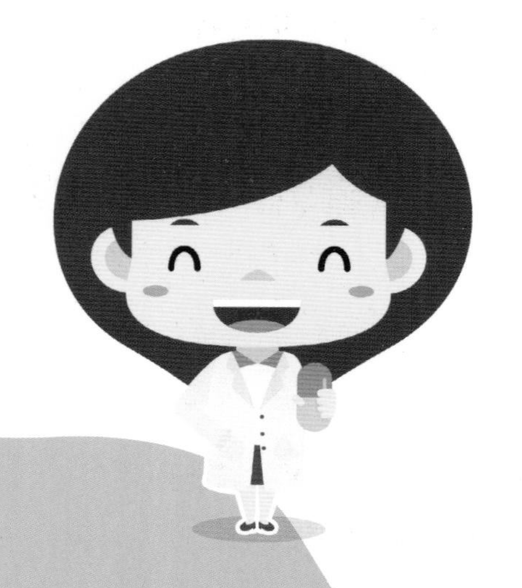

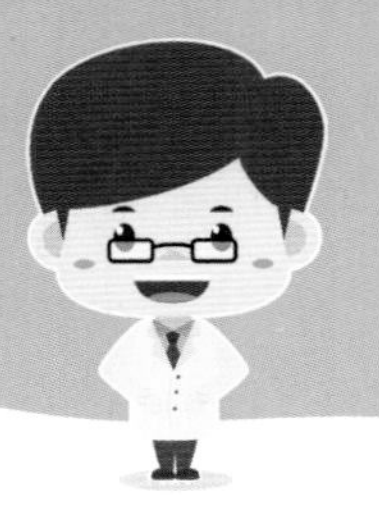

序言

在全国人民团结一心，抗击新型冠状病毒肺炎疫情之际，阴赪宏教授带领团队，在北京市教育委员会、北京市科学技术委员会联合推出的北京青少年科技创新“雏鹰计划”的支持下，在《发热知多少》系列丛书之一《中小学生慧眼识发热》成功出版发行近 3 年之后，继续推出了系列丛书之二《中小学生慧眼识传染病》，该书集团队 10 余年科技创新教学成果，向同学们介绍传染病及其防治知识，突出了针对性、创新性和普及性相结合的特点，一定会受到同学们的欢迎！

特别令人感动的是，团队专家在做好临床疫情防控的同时，主动放弃了春节休假时间，加班加点，将新型冠状病毒肺炎的最新知识和防控措施通俗易懂地介绍给同学们。我相信，这些努力，必定会促进我们共同战胜疫情！

在此书即将付梓出版之际，乐为之序。

首都医科大学附属北京妇产医院院长 教授 **严松彪**

2020 年 2 月 28 日

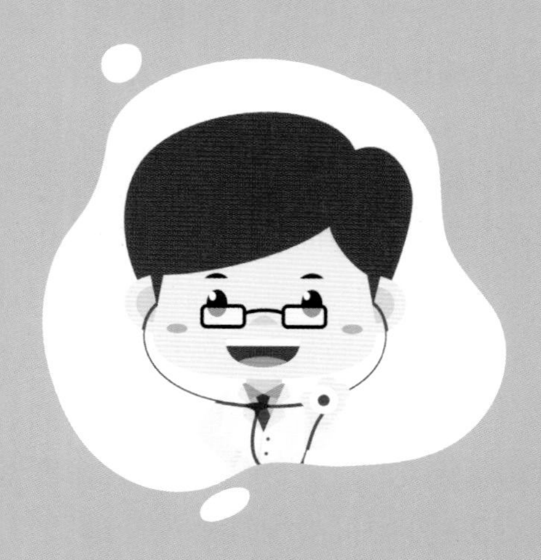

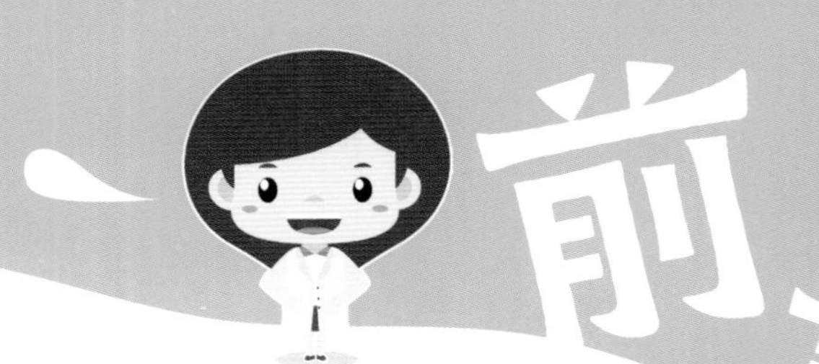

在北京市教育委员会、北京市科学技术委员会联合推出的北京青少年科技创新“雏鹰计划”的支持下，经各位医学专家和中小学老师们精心策划和编写，《发热知多少》系列丛书之一《中小学生慧眼识发热》已于2017年秋季正式面世，该书通过浅显易懂的文字和生动形象的插图，帮助同学们特别是低年级同学正确认识和了解发热，受到了广大师生和家长的欢迎和好评。

传染病曾给人类带来巨大的不幸。进入21世纪，先后发生了多次由传染病引起的影响重大的突发公共卫生事件，公众对传染病防治知识的渴望越来越强。因此，《发热知多少》推出系列丛书之二《中小学生慧眼识传染病》，向同学们介绍传染病及其防治知识，帮助同学们特别是高年级同学对与发热相关的传染病的概念、种类及预防形成较为全面的认识，从而更好地去了解传染病、学会正确预防传染病。

2019年12月，新型冠状病毒肺炎暴发。为此，《中小学生慧眼识传染病》特别设立专门的内容，根据中小学生的特点和需求，及时介绍新型冠状病毒肺炎的来源、传染途径、易感人群、防控措施等，希望通过本书的针对性介绍，提高同学们抗击疫情的自觉性，为坚决打赢疫情防控阻击战贡献自己的力量！

由于时间仓促、篇幅有限，不妥之处，敬请指正！

张　毅　阴赪宏

2020年2月28日

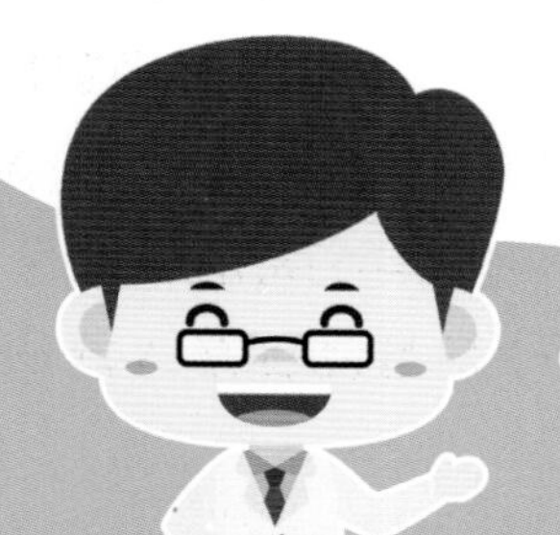

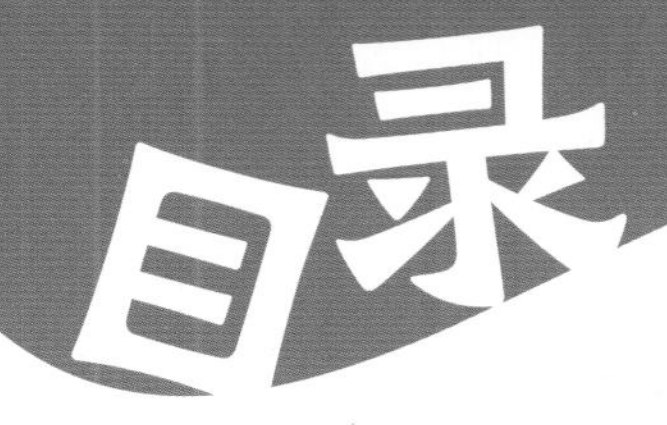

目录

第一课 初识传染病

第二课 传染病是如何传播的？

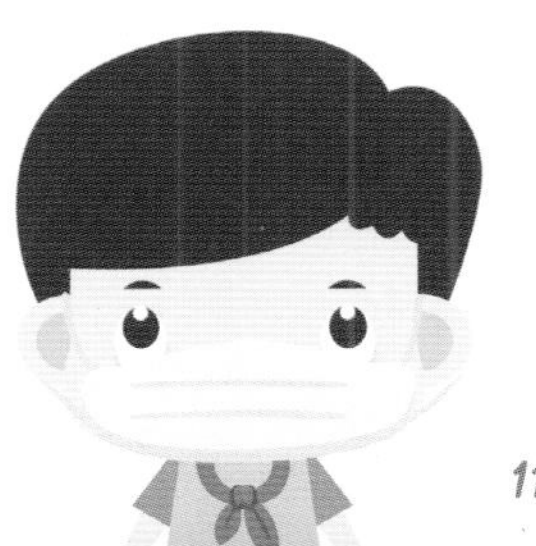

第三课

发热和传染病有什么关系？

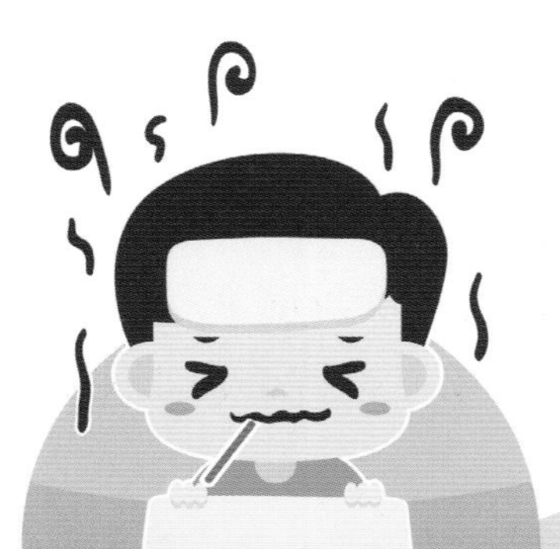

第四课

如何预防传染病？

第五课 新型冠状病毒肺炎及其防控

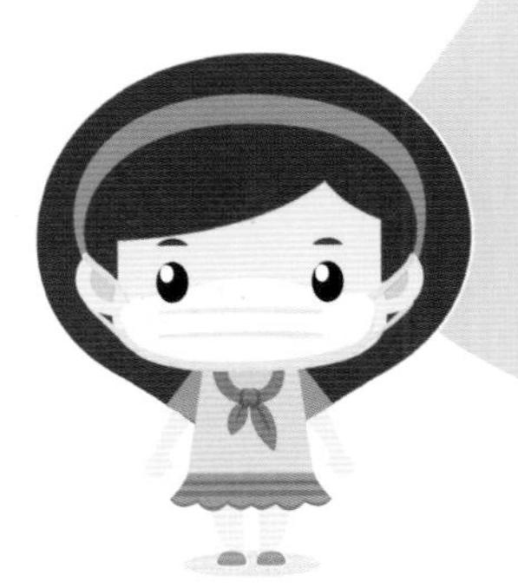

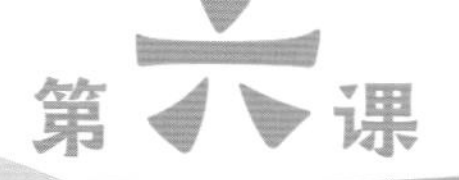

常见的人与人相互传播的传染病有哪些？

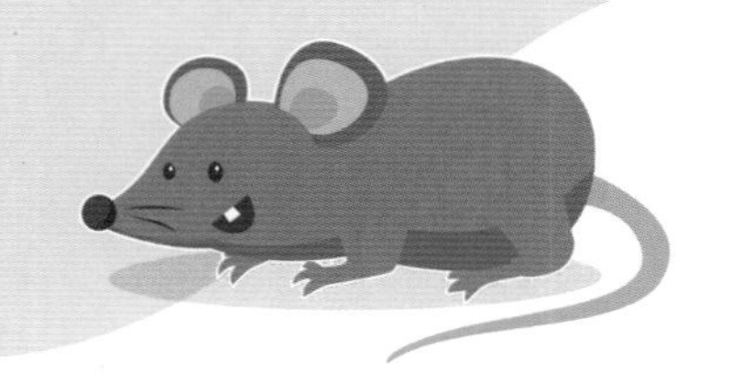

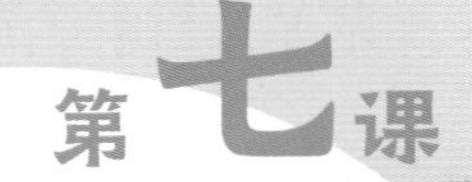

常见的由动物传染给人的传染病有哪些？

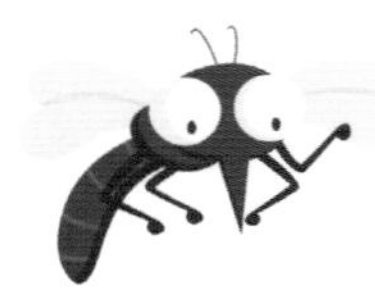

第八课 常见的“病从口入”的传染病有哪些？

第九课 常见的“旅行传染病”有哪些？

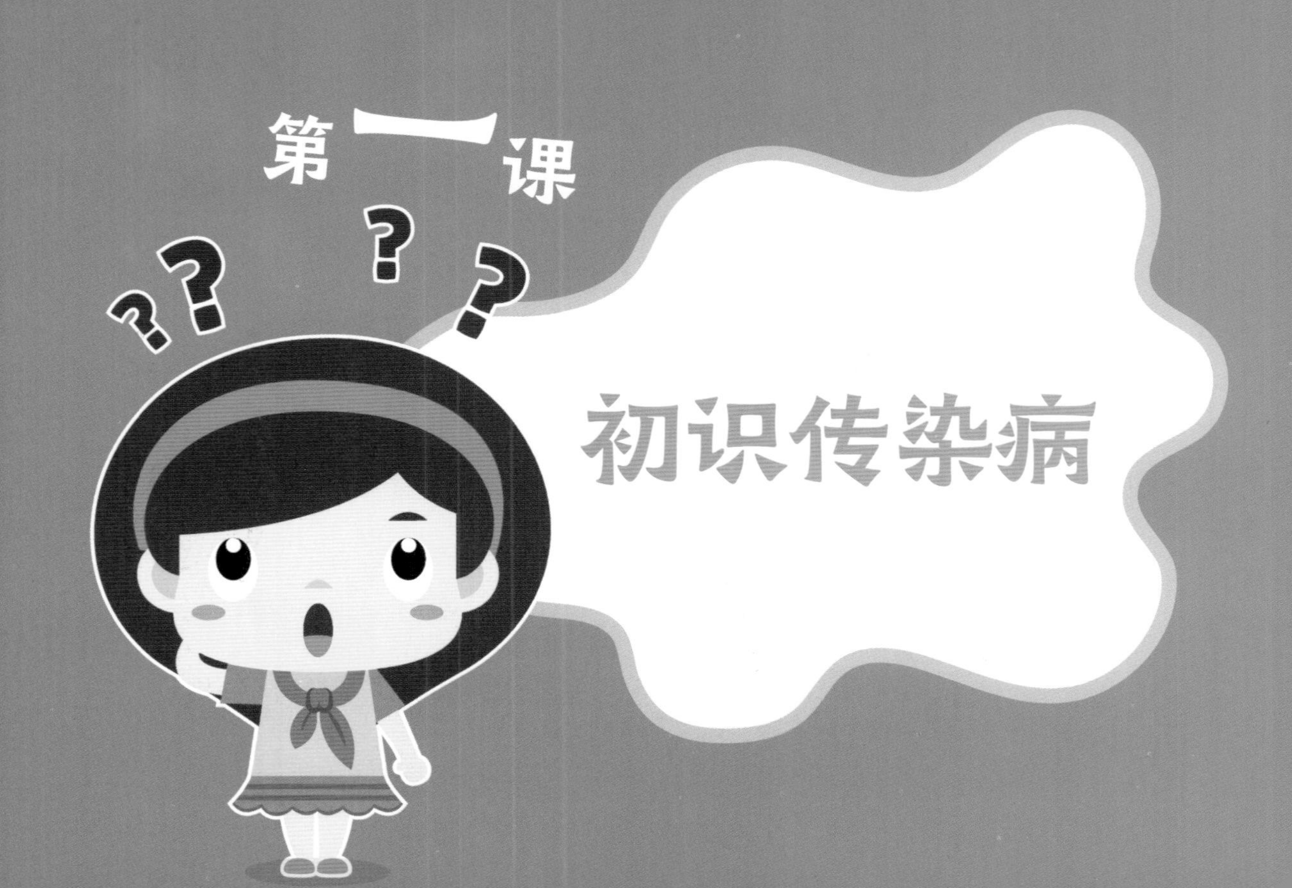
第一课
初识传染病

1. 什么是传染病？

传染病是由病原微生物或寄生虫感染人体后产生的，能在人与人、动物与动物或人与动物之间相互传播的一类疾病。

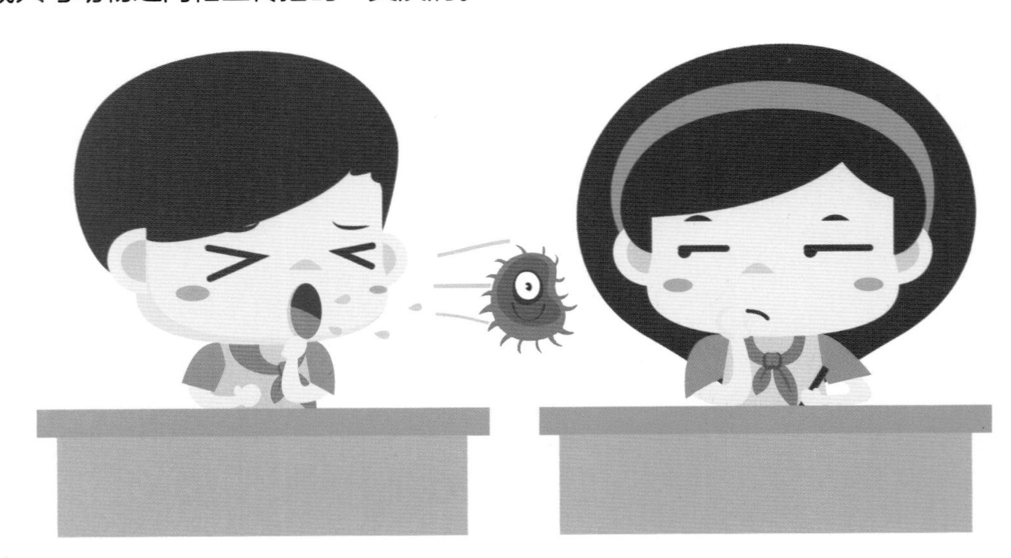

2. 哪些疾病属于国家法定传染病？

国家对传染病防治实行预防为主的方针，防治结合、分类管理、依靠科学、依靠群众。根据传播方式、速度及其对人类危害程度的不同，《中华人民共和国传染病防治法》将传染病分为甲、乙、丙三类，实行分类管理。

甲类传染病为强制管理传染病，包括鼠疫和霍乱两种。

鼠疫是鼠疫耶尔森菌借鼠蚤传播为主的烈性传染病，系广泛流行于野生啮齿动物间的一种自然疫源性疾病。

霍乱是因摄入的食物或水受到霍乱弧菌污染而引起的一种急性腹泻性传染病。

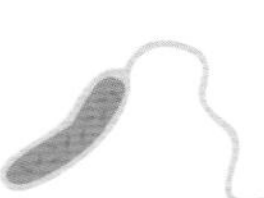

对此类传染病发生后报告疫情的时限，患者和病原携带者的隔离、治疗方式以及对疫点、疫区的处理等，均为强制执行。

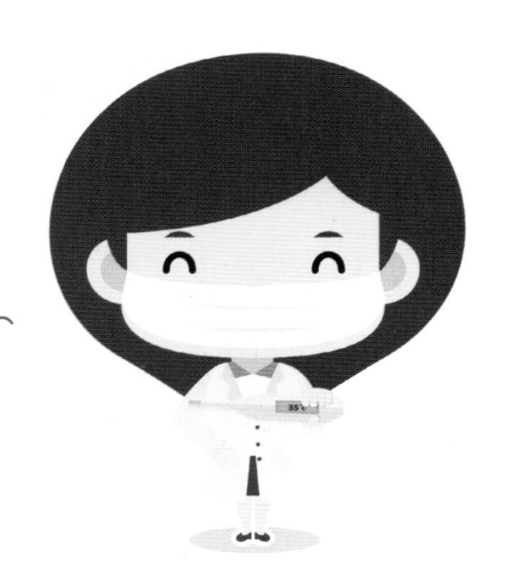

乙类传染病为严格管理传染病，对此类传染病要严格按照有关规定和防治方案进行预防和控制。

乙类传染病包括传染性非典型肺炎、艾滋病、病毒性肝炎、脊髓灰质炎、人感染高致病性禽流感、麻疹、流行性出血热、狂犬病、流行性乙型脑炎、登革热、炭疽、细菌性和阿米巴性痢疾、肺结核、伤寒和副伤寒、流行性脑脊髓膜炎、百日咳、白喉、新生儿破伤风、猩红热、布鲁氏菌病、淋病、梅毒、钩端螺旋体病、血吸虫病、疟疾、新型冠状病毒肺炎。

其中，由于新型冠状病毒肺炎、传染性非典型肺炎、炭疽中的肺炭疽及人感染高致病性禽流感传播快、危害大，因此在防治过程中采取甲类传染病的预防、控制措施。

丙类传染病为监测管理传染病，包括流行性感冒、流行性腮腺炎、风疹、急性出血性结膜炎、麻风病、流行性和地方性斑疹伤寒、黑热病、包虫病、丝虫病，除霍乱、细菌性和阿米巴性痢疾、伤寒和副伤寒以外的感染性腹泻病等。

对此类传染病要按国务院卫生行政部门规定的监测管理方法进行管理。

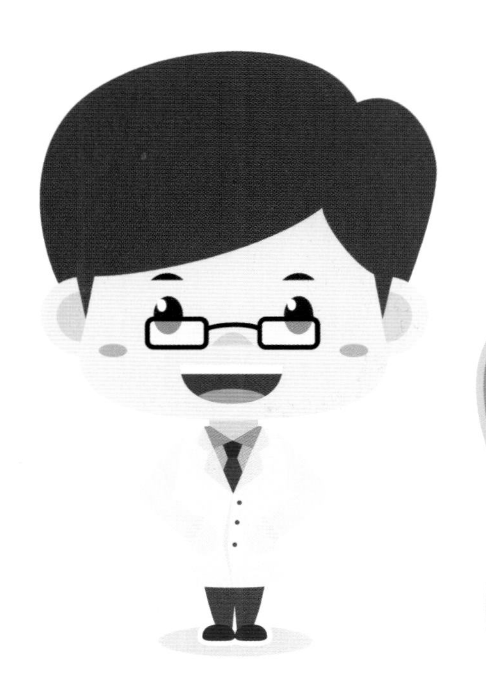

3. 传染病的危害有多大？

传染病一直被认为是危害人类生存与健康，阻碍社会及经济发展的最主要原因之一，它给人类带来的巨大灾难甚至比战争和自然灾害更严重、更可怕。

以号称“黑死病”的鼠疫来说，其在全球已经流行了一千多年，被认为是第一个真正意义上的大规模流行性传染病。曾经有过 3 次大的流行，夺走了全球大约 2 亿人的生命。

就在刚过去不久的 2019 年，北京医疗机构确诊了 2 例由内蒙古自治区转入的“鼠疫”患者，由于人们对本病认识的深入及医疗水平的提高，使本次疫情处于可防可控的状态，并未引起不必要的恐慌。

小知识

中世纪时，“黑死病”横行欧洲，由于当时医学不发达，人们根本不知道病因。医生为了防止被传染，身穿泡过蜡的亚麻或帆布衫，头顶戴着黑帽，戴上可过滤空气、状如鸟嘴般的面具，眼睛由透明的玻璃防护。在当时被称为“鸟嘴医生”。

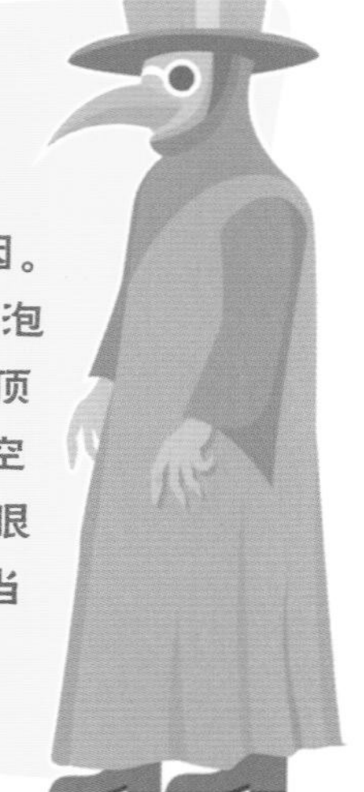

2003 年春天，一场突如其来的传染性非典型肺炎“袭击”了世界上 30 多个国家和地区，中国首当其冲，对当时的经济发展、社会生活、文化传播等方面产生了巨大的影响和冲击。

在传染性非典型肺炎“重灾区”北京，多所大学的正常教学进度被打乱，中小学全面停课，昔日里热闹非凡的大街忽然就变得萧条和冷清；城市的每一个角落里都弥漫着消毒水的味道；公共汽车、火车、飞机及轮船等交通工具“空空荡荡”地来来去去；手套、口罩成为人们特有的装束；警惕、怀疑和戒备成为人们唯一的表情。

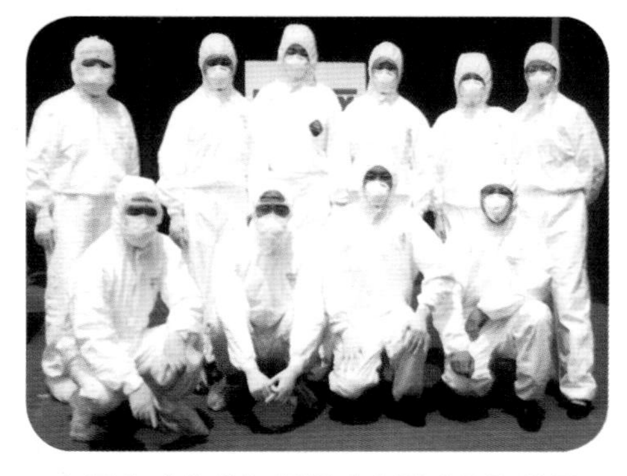

上图为“非典”期间“全副武装”的医务工作者

据世界卫生组织统计，截至 2003 年 8 月 7 日，全球累计病例共 8422 例，死亡 919 例，病死率高达 11%，其中，仅中国内地就有 5327 人感染，349 人死亡。

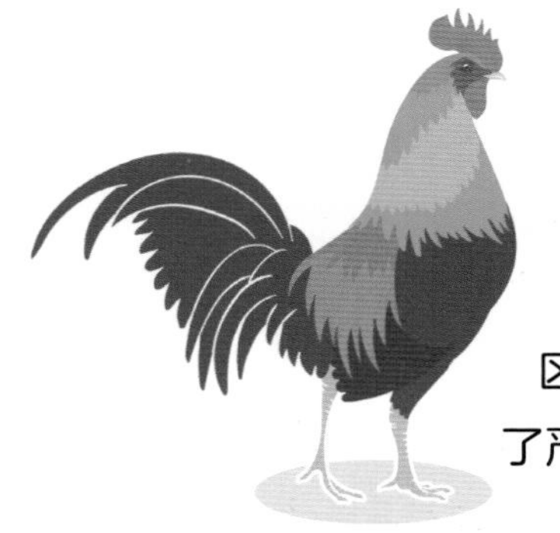

2013 年 3 月底暴发的 H7N9 型禽流感疫情，也是一种急性呼吸系统传染性疾病。

其先后在韩国、日本、泰国及中国等十多个亚洲国家和地区蔓延，其持续时间之久及蔓延范围之广对我国经济及社会产生了严重影响。

- **家禽养殖业**：禽流感对我国农业、特别是养殖业中的畜牧业产生严重影响，家禽产业进出口总额下滑幅度超过 20% 以上。
- **快餐业**：受禽流感影响，人们开始“谈鸡色变”，并导致以经营炸鸡和鸡肉制品为主的快餐业生意一落千丈。
- **旅游业**：禽流感对旅游业的影响主要体现在，人们担心旅行被传染致病，给我国受感染地区的旅游业带来严重的经济损失。

每年冬春季节交替，气候多变，正是多种呼吸道传染病的高发期。

2019 年 12 月，湖北省武汉市出现了新型冠状病毒肺炎病例，随后感染者和疑似感染者的数量迅速增加。此时正值中国春节，病毒随着人流迁徙，疫情蔓延至全国各地。

病毒的传播给沉浸在节日气氛里的人们心头蒙上了一层阴影。为了防止疫情快速发展，政府及时决定延长春节假期，同时学校、企事业单位均推迟上学、上班时间；各省市均派出医务人员支援武汉，紧急调拨口罩、防护服等紧缺物资运往湖北各地。

此次疫情带来的损失尚不可知，但暴露出来的一些问题，比如：医疗资源紧缺、医学知识科普不到位等，都亟待解决。而要攻克这种疫情暴发的根源，需要降低野生动物对人类传播疾病的风险。

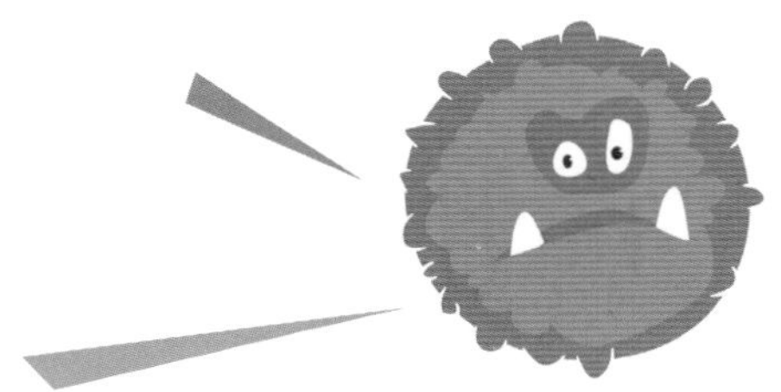

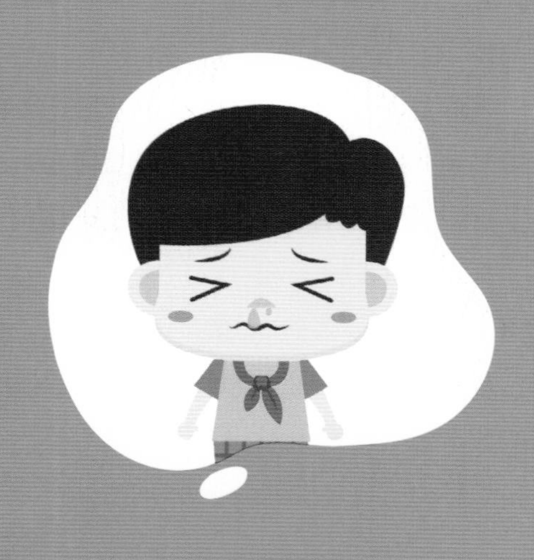

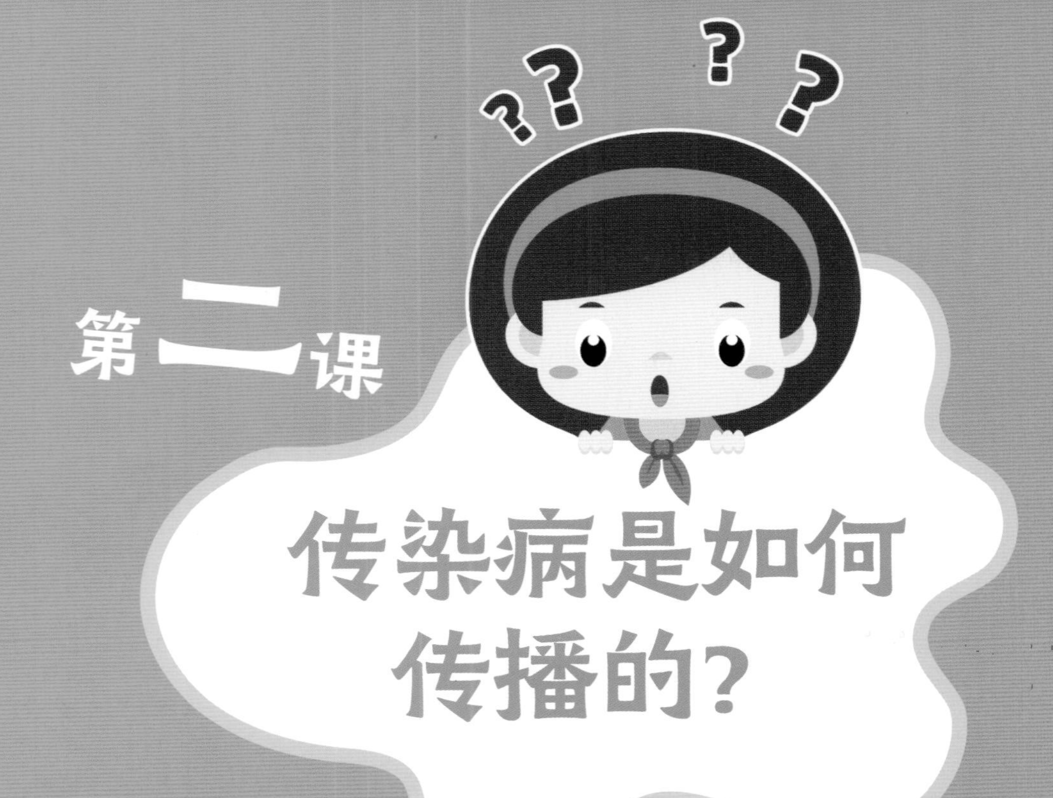

第二课

传染病是如何传播的？

1. 传染病传播的三要素是什么？

传染病在人群中发生、传播和终止的过程，被称为传染病的流行过程。传染病的流行必须具备三个基本环节，即传染源、传播途径和人群易感性。这三个环节必须同时存在，才能构成传染病流行。

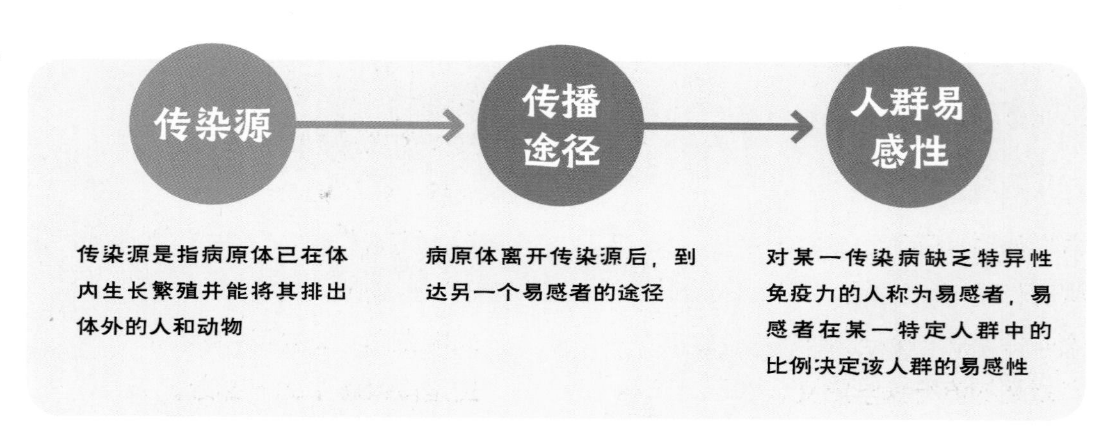

2. 传染源都有哪些？

患者

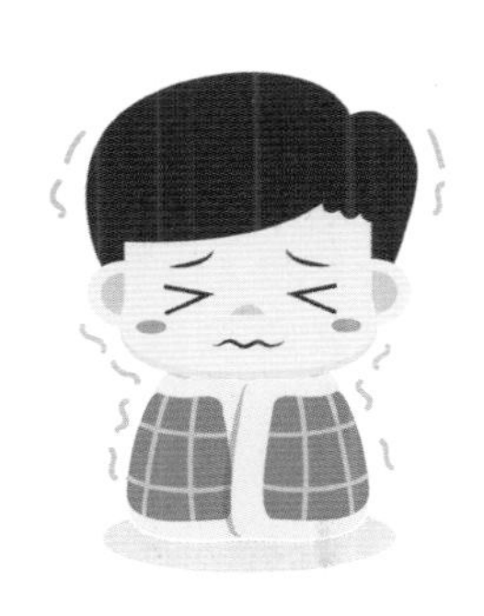

急性患者借其症状促进病原体的播散；慢性患者会长期污染环境；轻型患者数量多而不易被发现；在不同传染病中其流行病学意义各异。

病原携带者

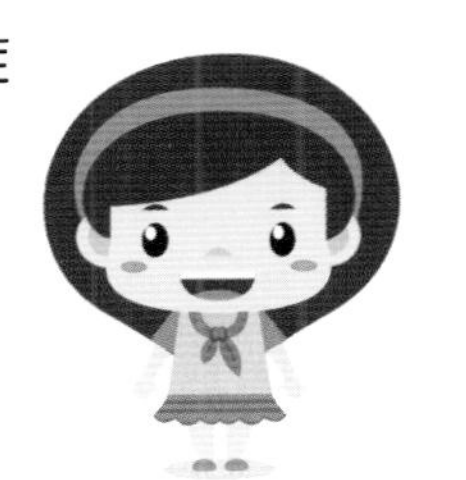

慢性病原携带者不表现出症状而长期排出病原体，在某些传染病（如伤寒）中有重要的流行病学意义。

隐性感染者

在某些传染病中（如脊髓灰质炎），隐性感染者是重要传染源。

受感染的动物

某些动物间的传染病，如狂犬病，也可传染人类，引起严重疾病。还有一些传染病如血吸虫病，动物储存宿主是传染源中的一部分。

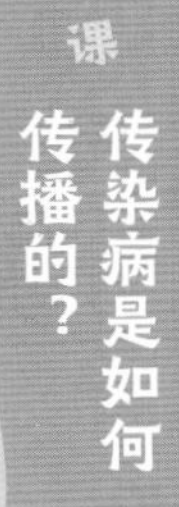

3. 传染病有哪些传播途径?

空气、飞沫、尘埃

主要见于呼吸道为进入门户的传染病，如麻疹、白喉等。

水、食物、苍蝇

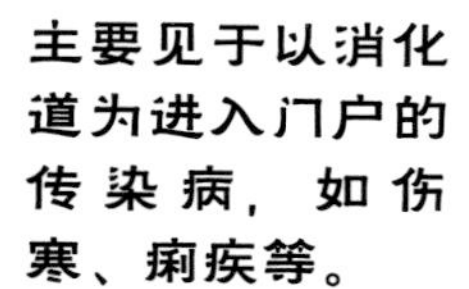

主要见于以消化道为进入门户的传染病，如伤寒、痢疾等。

手、用具、玩具

又称日常生活接触传播，既可传播消化道传染病，也可传播呼吸道传染病。

垂直传播

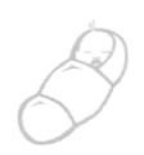

某些病原体通过胎盘、产道或哺乳等方式由亲代传播给子代。

吸血节肢动物

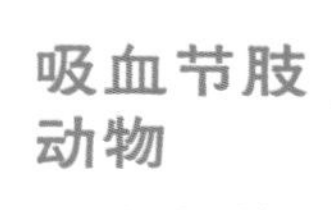

又称虫媒传播，见于以吸血节肢动物（蚊子、跳蚤等）为中间宿主的传染病，如疟疾等。

血液、体液、血制品

指病原体通过血液或血制品进行传播，见于乙型肝炎、艾滋病等。

土壤

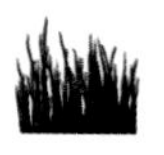

病原体的芽孢（如破伤风）或幼虫（如钩虫）、虫卵（如蛔虫）污染土壤时，则土壤成为这些传染病的传播途径。

医源性传播

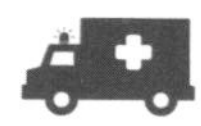

指在医疗及预防工作中，由于未能严格执行规章制度和操作规程，人为地引起某种传染病传播。

4. 什么是易感者与人群易感性?

- 易感者是对某种传染病缺乏特异性免疫力而容易被传染的人群整体中的某个人。
- 特定人群对某种传染病的易感程度称为人群易感性，易感者在特定人群中的比例决定该人群的易感性。
- 易感者的抵抗力越低，其易感性就越高。
- 易感者的比例在人群中达到一定水平时，且又同时有传染源和合适的传播途径，就很容易导致传染病流行。

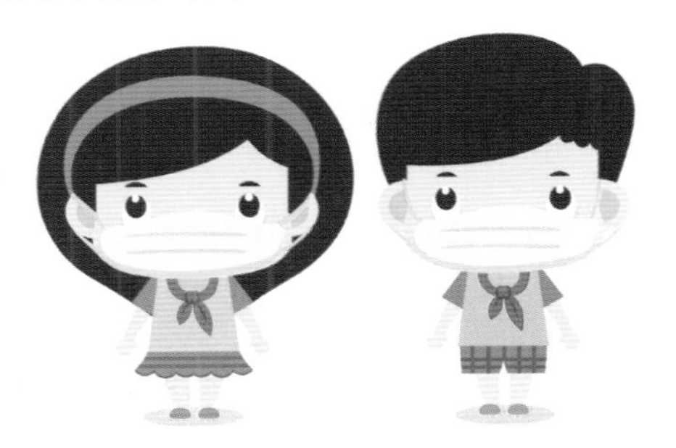

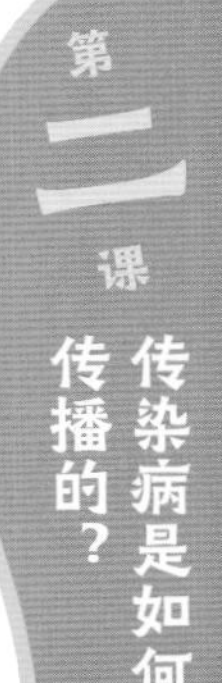

一般来说，机体免疫力低下的儿童和老人，以及与患者密切接触人员和医护人员为较易被传染的人群。

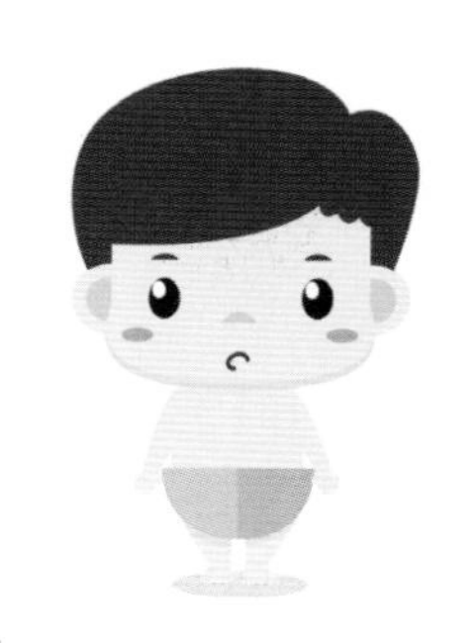

儿童免疫系统尚未发育完善，体内无法产生足够的免疫球蛋白来抵抗细菌、病毒的侵害，因此任何陌生的细菌及病毒，都会对其造成威胁，儿童较易发生各种传染性疾病，如流感、麻疹、水痘、手足口病等。

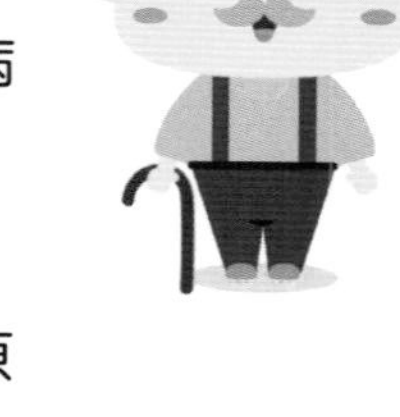

老年人由于自身抵抗力减弱及合并疾病多等原因，是多种传染病的易感人群。如流感、肺结核、病毒性肝炎、细菌性痢疾等。

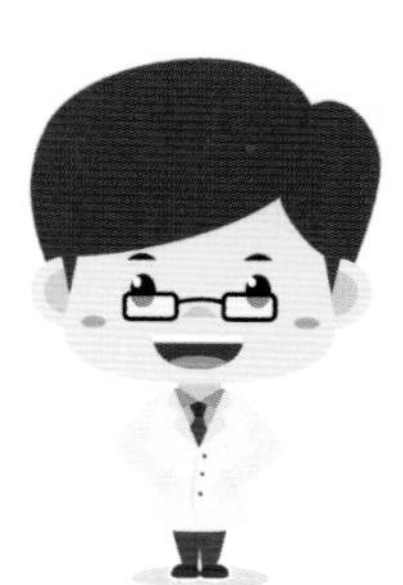

医务工作者由于其工作的特殊性，接触各种病原体的概率远高于普通人群，因此在工作中更应该注意防护。

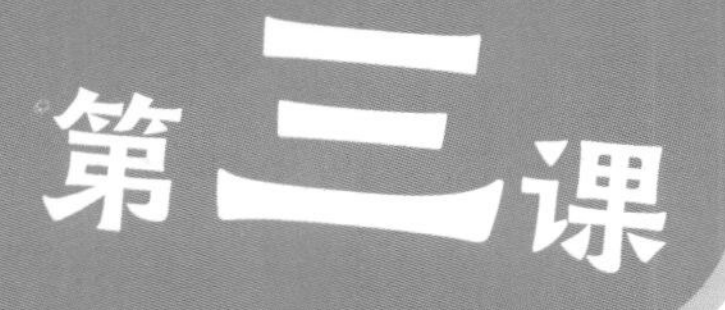

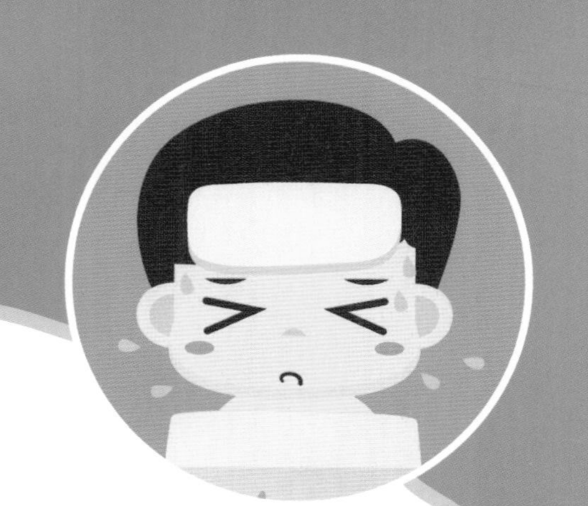

发热和传染病有什么关系？

1. 传染病一定会发热吗？

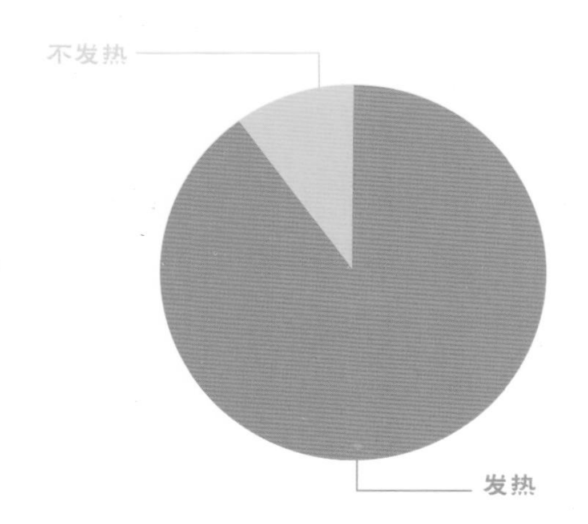

在国家法定的甲、乙、丙类传染病中，
伴有发热症状的传染病占 90%

导致传染性疾病的病原体常会引起人体的发热症状，发热常为传染病的首发症状。

在正常情况下，由于受体温调节中枢的调控，人体的产热和散热过程保持动态平衡，当体温升高超过正常范围时，即为发热。

正常人体腋下温度为 36~37℃。一般认为，腋温高于 37.3℃，或 1 天体温变动超过 1.2℃，即为发热。

2. 发热时体温变化都一样吗？

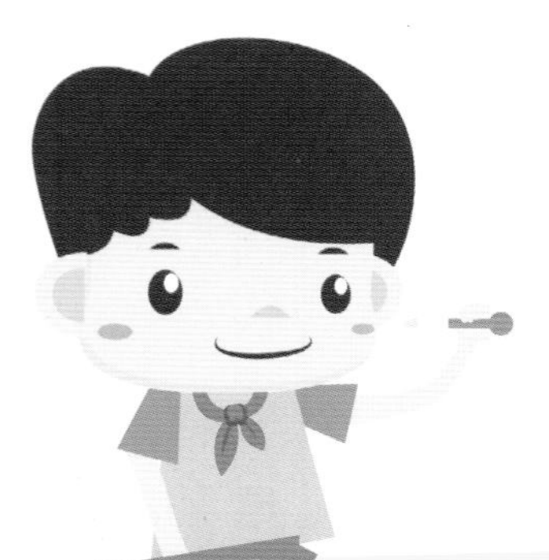

不同发热性疾病患者的体温随着时间的变化是不一样的，不同的变化趋势往往预示着不同的疾病。

不同病因所致发热的热型也常不同， 因此发热时连续测量体温是必要的。

小知识

出现发热症状时，每天应至少测量 4 次体温，根据需要可每 2~4 小时测量一次。测量体温的正确方式已经在《中小学生慧眼识发热》中做过详细介绍。

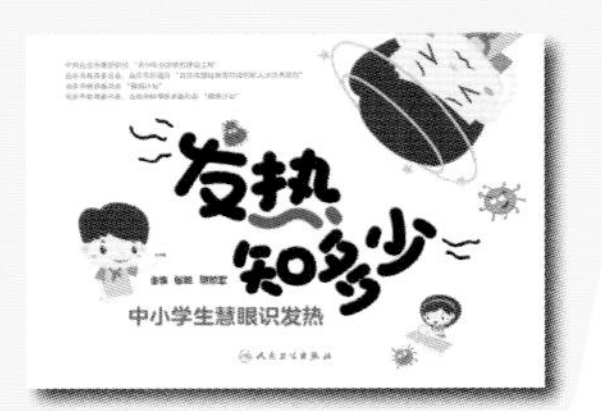

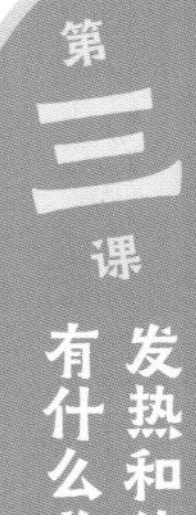

3. 不同热型的意义

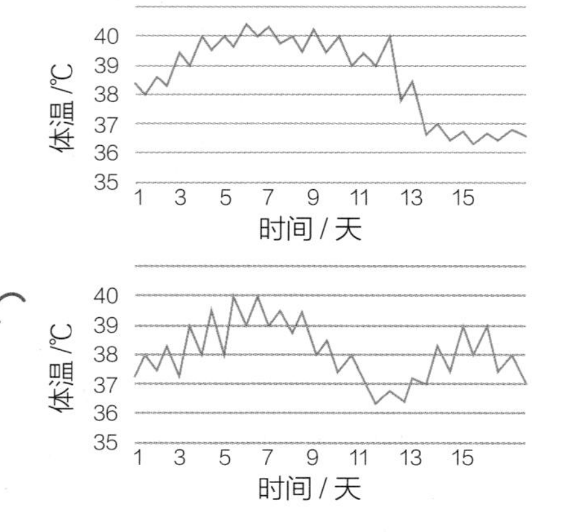

稽留热：多为高热，体温达 39℃以上，持续数日或数周之久，一昼夜体温相差不超过 1℃。临床上常见于大叶性肺炎、伤寒、副伤寒、斑疹伤寒、恙虫病等急性传染病。

波状热：也称马尔他热，体温逐日上升，达到高热程度后，持续若干时日，再逐渐降至正常，经过数日后又重新发作，如此互相交替。常见于布鲁菌病等。

小知识

将发热患者在不同时间测得的体温数值分别记录在体温单上，再将各体温数值点连接起来成体温曲线，该曲线的不同形态称为热型。

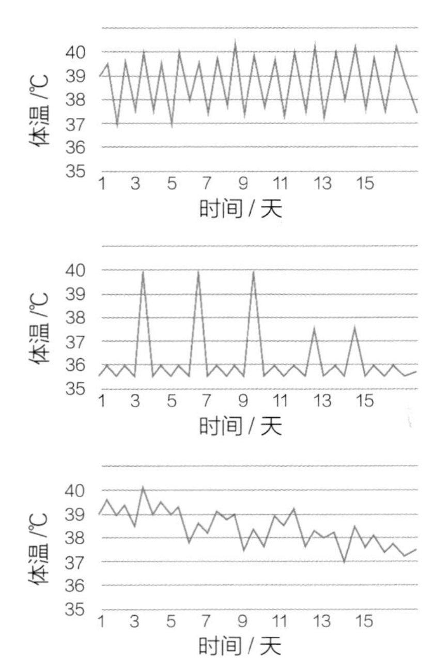

弛张热：亦为高热，但体温波动较大，一昼夜体温相差可达 2℃以上，温度最低时仍高于正常。如严重肺结核等。

间歇热：体温波动于高热与正常之间，高热时体温可达 39℃以上，持续若干小时后降至正常，其后有一间歇期，经 24 小时、48 小时或数日，体温又突然升高，如此反复发作，较有规律。常见于疟疾。

不规则热：体温高低不规则，持续时间不定，常在 38℃左右或波动于 37~40℃之间。常见于流行性感冒、肺结核等。

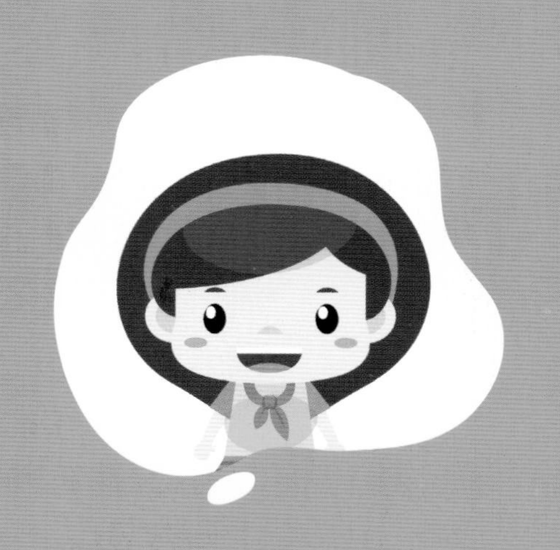

第四课

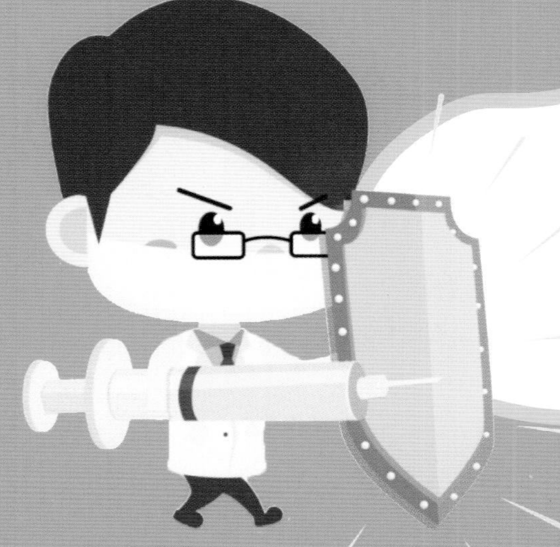

如何预防传染病？

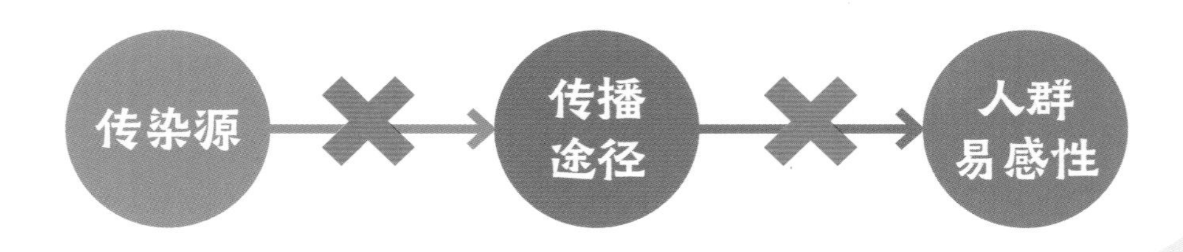

传染病流行的时候，切断三个基本环节中的任何一个环节，传染病的流行即可终止。预防传染病的各种措施都是针对三个基本环节中的某个环节的。

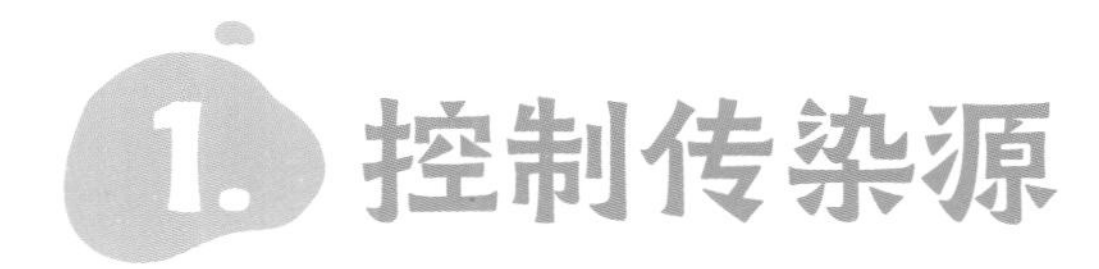

1. 控制传染源

不少传染病患者在发病前就已经具有了传染性，当发病初期表现出症状时，传染性最强。因此，对传染病要尽可能做到：

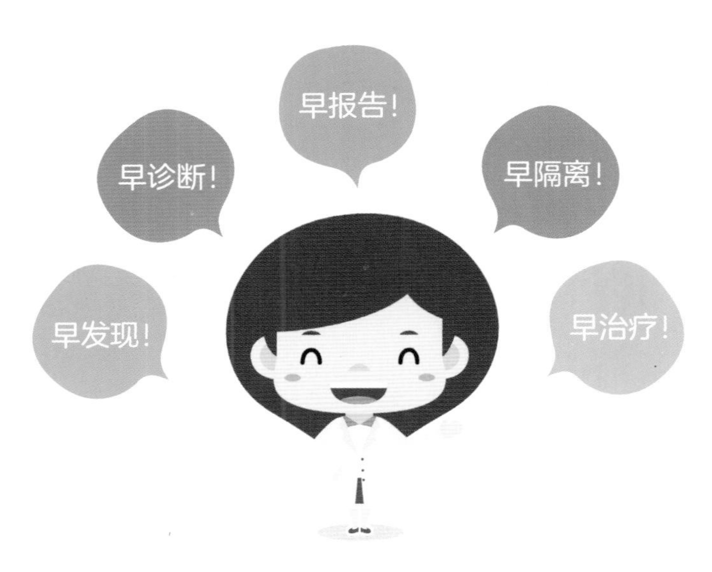

第四课 如何预防传染病？

2. 切断传播途径

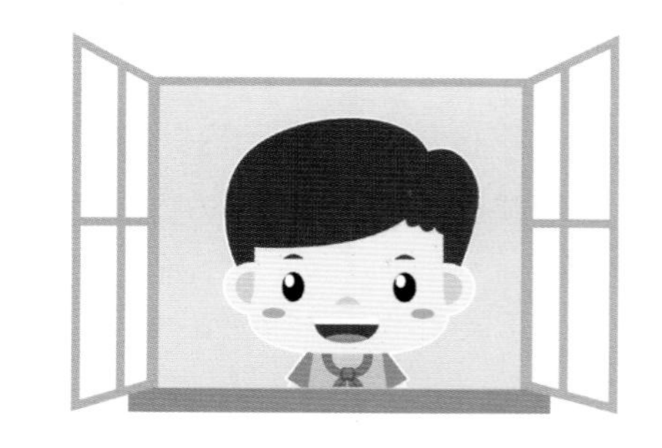

采取一定措施，阻断病原体从传染源转移到易感宿主的过程，防止疾病发生。依据不同的传播途径可采取不同的防疫措施，最常用的卫生措施是消毒与隔离。了解并切断传染病的传播途径，是预防传染病的重要手段。

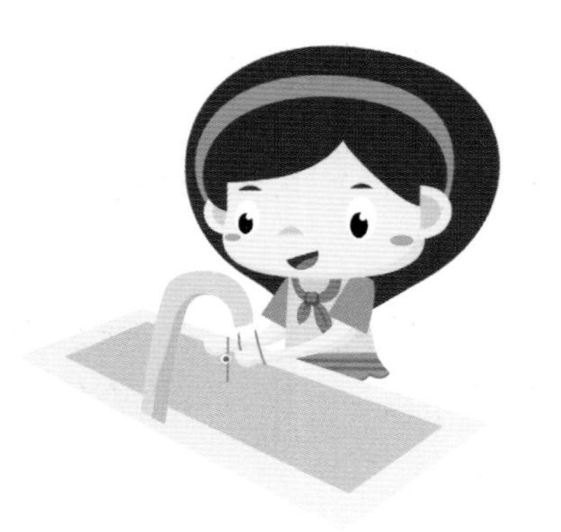

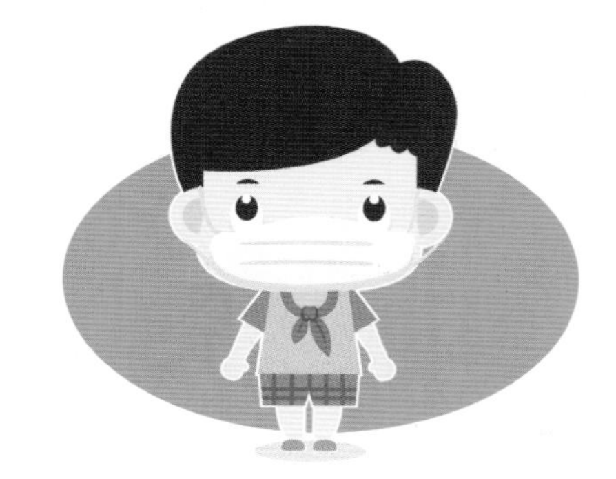

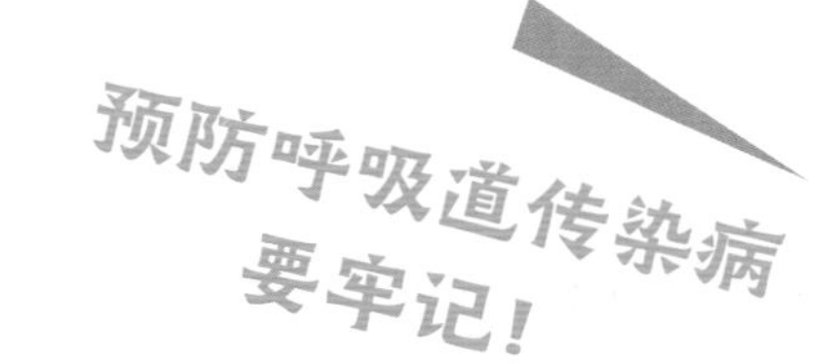

- 经常开窗通风，保持空气新鲜。
- 少去人群密集的公共场所。
- 外出时正确佩戴口罩。
- 加强体育锻炼，提高身体抗病能力。
- 多饮开水，多吃清淡食物。
- 咳嗽、打喷嚏时，用纸巾、用袖或屈肘将口鼻完全遮住，避免飞沫传播；用过的纸巾立即扔进封闭式垃圾桶。
- 外出或咳嗽、打喷嚏后，用清水、肥皂水或含酒精的洗手液彻底清洗双手，避免脏手接触口、眼、鼻。
- 一旦患病要注意卧床休息，多饮水，尽量吃流质饮食，适宜营养，补充维生素，进食后以温开水或温盐水漱口，保持口鼻清洁。全身症状明显时接受抗感染治疗。

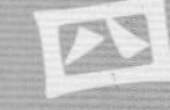

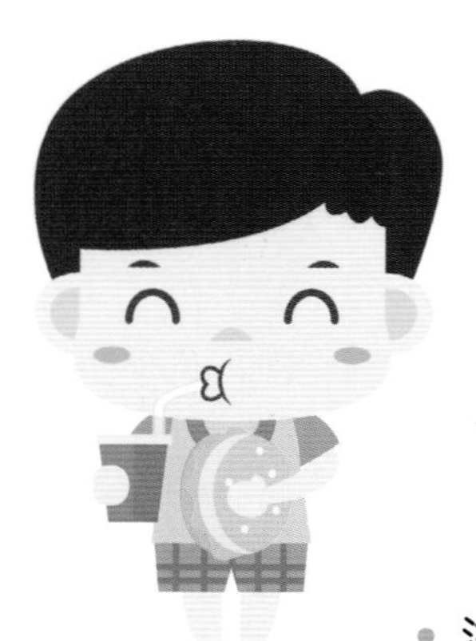

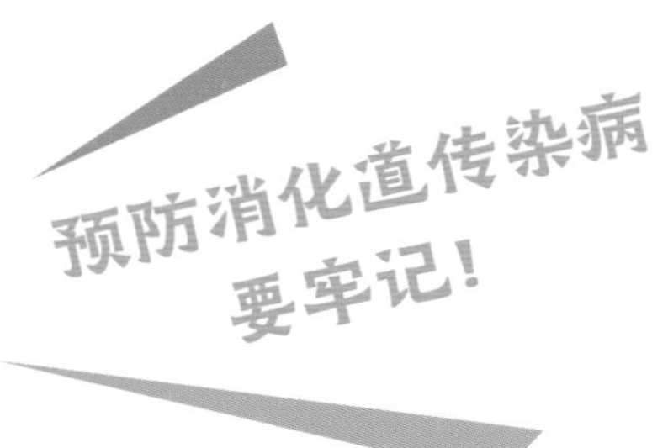

- 注意环境卫生和个人卫生，关键是把住“病从口入”这道关。
- 饭前便后、处理任何食物前彻底洗手，避免脏手接触口、眼、鼻。
- 购买生鲜食物时，要注意其新鲜度。
- 生鲜食物购买后，应速回家冷藏，以保食物新鲜。
- 为了避免熟食受到生食交叉污染，生食与熟食应该分开处理。
- 烹调食物时要煮至全熟，尤其是海鲜及肉类等食品。
- 不鼓励吃剩饭及剩菜。
- 不接触及食用野生动物。

如何正确洗手？

手与外界接触最为广泛，传播疾病的机会多。应采用七步洗手法清洁双手，这样能够有效减少传染病的传播。

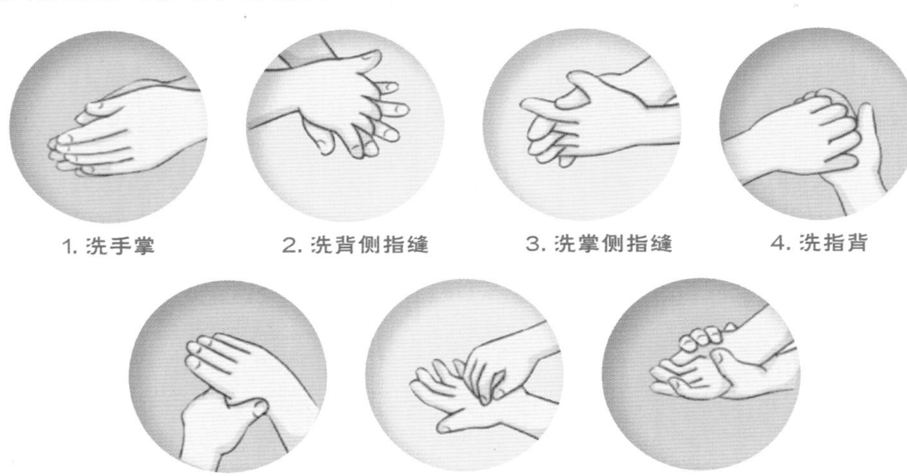

1. 洗手掌　2. 洗背侧指缝　3. 洗掌侧指缝　4. 洗指背

5. 洗拇指　6. 洗指尖　7. 洗手腕、手臂

如何正确选择口罩？

佩戴口罩能够有效切断传播途径。不同类型口罩的材质和标准不同，使用时需要针对不同场合及目的，选择不同的口罩。

口罩类型	产品标准	应用场景
一次性医用口罩	YY/T 0969—2013	公众及医疗机构日常使用
医用外科口罩	YY 0469—2010	公众、公场所工作人员以及医务人员手术中使用
医用防护口罩	GB 19083—2010	患者，以及发热门诊、隔离病房医务人员使用
日常防护口罩	GB 2626—2006	雾霾防护，在紧急情况下作为医用防口罩的补充

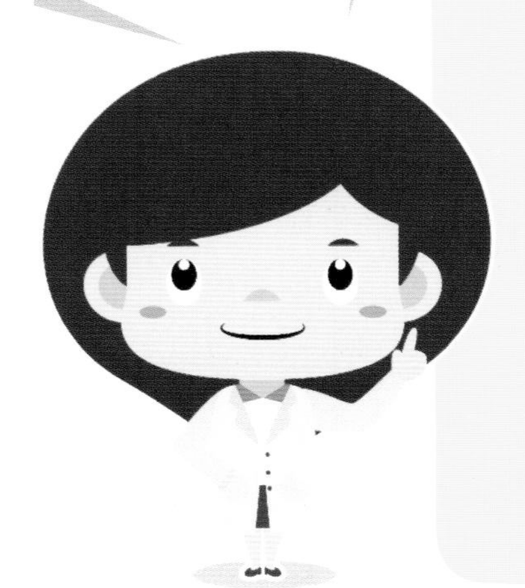

小知识

- N95 是美国国家职业安全卫生研究所（NIOSH）呼吸防护用品标准认证 42 CFR－84 中规定的级别之一。N 系列口罩的“N”代表不耐油（not resistant to oil），可用来防护非油性悬浮颗粒。N95 则表示过滤效能不低于 95%。其中医用 N95 口罩需要防高压液体喷溅，比普通 N95 的标准更高。
- 按照中国标准 GB2626－2006 生产的口罩为普通 KN95 系列口罩，防护效能与 N95 相当；医用 KN95 口罩标准则须符合 GB19083－2010 标准。
- 由于儿童、青少年面型与成人差别较大，他们所用的口罩应在包装上特别注明“儿童或青少年专用”；
- 医用外科口罩常见标准是 YY0469－2010、YY0469－2011。

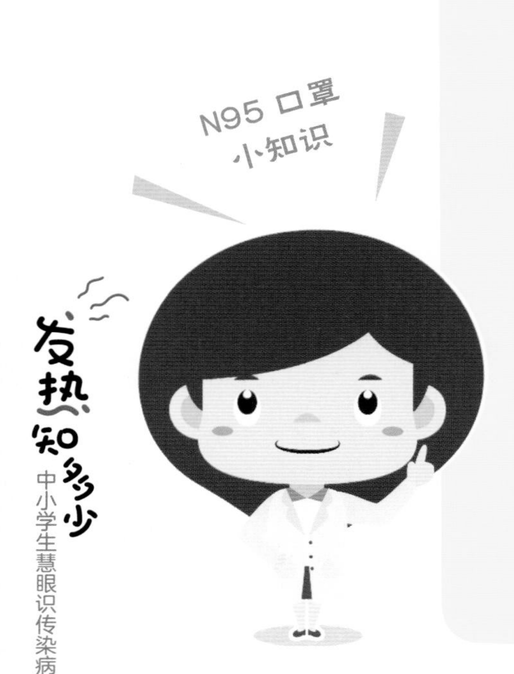

- 对于个人防护来说，N95 效果更好吗？

在日常生活中，使用医用外科口罩和 N95 级别口罩，对于预防传染性急性呼吸道感染的作用并没有显著差别。因此，就个人防护来说，医用外科口罩即可，没必要一定戴 N95 口罩。

- 口罩是选择带呼吸阀的，还是不带呼吸阀的？

在日常使用时，带阀口罩和不带阀口罩的防护效果差别不大。但呼吸阀会在呼气时被气流吹开，相当于给了呼气一个专属的通道，让呼气动作能够更省力地完成，所以这个阀只会让你的佩戴体验更佳，对戴眼镜的同学更友好。因此，普通带阀的口罩比较舒适。

医用防护口罩不允许带阀。当使用人是感染者或疑似感染者时，最好选择不带阀的医用防护口罩；当医疗物资紧缺时，也尽量选择医用外科口罩，而不是带阀的普通防护口罩。

3. 保护易感人群

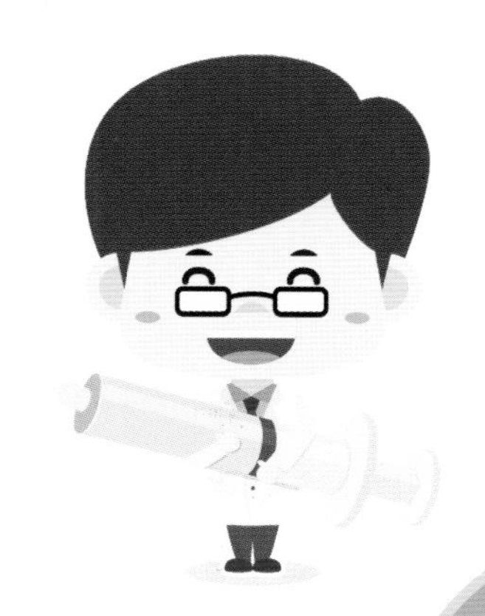

为了有效预防和控制传染病，促进公共卫生事业发展，保障人民群众身体健康，国家规定在全国范围内开展适龄儿童预防接种工作。

实行预防接种，如接种乙型脑炎、乙型肝炎、伤寒、霍乱等疫苗，可以使人产生相应的免疫力，这是预防疾病、保护易感者的重要措施。

此外，养成良好的生活习惯，保持健康的生活规律，积极参加体育锻炼等，也可以提高易感者抗病能力。

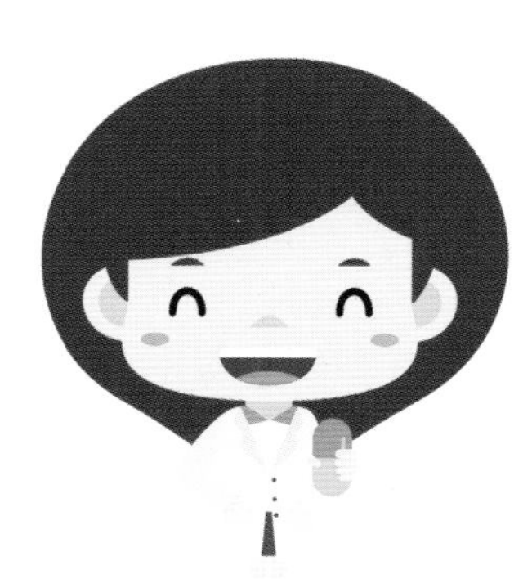

国家免疫规划疫苗儿童免疫程序说明（2016年版）

计划免疫类疫苗	接种时间
卡介苗	出生时接种1剂
脊髓灰质炎灭活及减毒活疫苗	于2月龄接种1剂脊髓灰质炎灭活疫苗后，于3、4月龄及4周岁时各口服减毒活疫苗1剂
百日咳、白喉破、伤风混合疫苗	于3、4、5月龄时各接种1剂，两剂次间隔的时间不少于28天，18月龄加强免疫1剂
白喉、破伤风联合疫苗	于6周岁时接种1剂
麻疹、风疹联合减毒活疫苗	于8月龄接种1剂
乙型肝炎疫苗	出生后24小时内接种第1剂，1月龄和6月龄时分别接种第2、3剂
甲型肝炎减毒活疫苗	婴幼儿于18月龄接种1剂
甲型肝炎灭活疫苗	婴幼儿于18月龄及24月龄各接种1剂
麻疹、腮腺炎、风疹联合减毒活疫苗	婴幼儿于18月龄接种1剂
A群流脑多糖疫苗	婴幼儿于6月龄及9月龄各接种1剂
A群C群流脑多糖疫苗	分别于3周岁及6周岁各接种1剂
乙脑减毒活疫苗	采用两剂次接种程序。婴幼儿满8月龄接种1剂，满2周岁加强免疫1剂
乙脑灭活疫苗	婴幼儿满8月龄接种2剂，2剂间隔7~10天；2周岁、6周岁时各加强免疫1剂

第五课

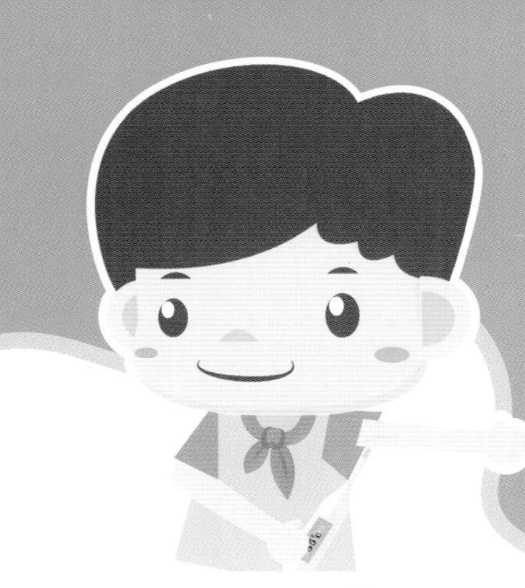

新型冠状病毒肺炎及其防控

2020 年的春节，与往年有些不太一样。

这可能是新中国历史上最安静的一个春节。

大街上不再车水马龙，超市里不再人流如织。

少了张灯结彩，少了走亲访友，少了舞龙舞狮，少了外出旅行。

在惶恐不安中，人们囤积口罩、抢购消毒剂。

而造成这一切的原因，是一场突如其来的危机——新型冠状病毒肺炎。

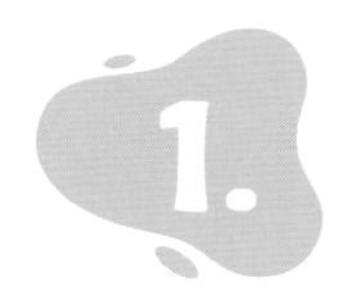

1. 什么是新型冠状病毒肺炎？

新型冠状病毒肺炎，是一种急性感染性呼吸道疾病。

这种疾病的罪魁祸首，是一种此前从未在人类中发现的冠状病毒，被称为新型冠状病毒，该疾病被称为“新型冠状病毒肺炎”。

2020 年 2 月 11 日，国际病毒分类委员会宣布，该冠状病毒正式分类名为严重急性呼吸综合征冠状病毒 2（SARS-CoV-2），与此前引起 SARS、MERS 的病毒同属冠状病毒。世界卫生组织同日宣布，由这一病毒导致的疾病的正式名称为 COVID-19。

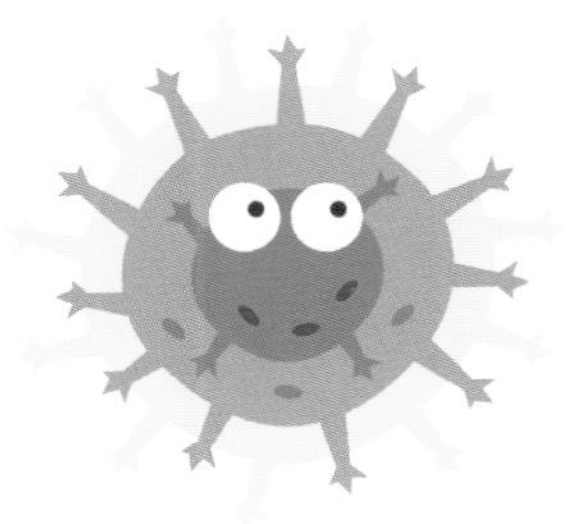

新型冠状病毒接触到我们的鼻腔、口腔或者眼睛黏膜后，会通过细胞表面的一种叫做“血管紧张素转换酶 2”的蛋白质进入细胞内部，随后释放它的 RNA，指挥细胞进行生产，复制出更多的病毒继续感染其他细胞，这段过程便是我们所说的“潜伏期”。

被病毒感染的细胞达到一定数量之后，便会引起我们免疫系统的警觉，开始组织白细胞等对病毒以及被感染的细胞展开攻击，这个时候我们便会表现出发热、咳嗽等症状。这次的新型冠状病毒还能够欺骗免疫系统，使人体正常的组织也遭受到免疫系统的无差别攻击，因此一些身体较弱的患者便会表现出特别严重的症状。

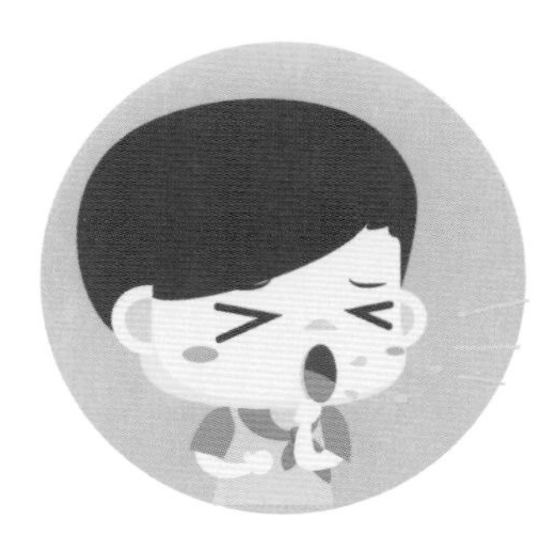

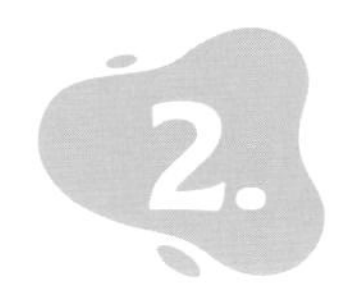

2. 新型冠状病毒是从哪里来的?

科学家们通过对新型冠状病毒序列的分析研究发现，它与蝙蝠携带的冠状病毒株全基因组亲缘关系最近，蝙蝠有极大可能是该病毒最初的自然宿主。然而从蝙蝠到人之间还可能存在更多未知的中间宿主，这些中间宿主尚需科学研究进一步证实。

与野生动物密切相关的疾病不仅仅只有新型冠状病毒肺炎，“非典”、禽流感等疾病的传播也都与不当接触野生动物有关。

因此拒绝“野味”，是我们每个人都应该做到的!

那我还能继续养小猫、小狗吗?

目前虽出现宠物狗“低程度感染”个例，但尚无证据表明存在“狗传狗、狗传人”的现象。在疫情期间，除了做好个人防护外，也应该重视对宠物的保护，减少外出，避免接触来源不明的动物，与宠物玩耍后及时洗手。在任何情况下，绝不应该弃养宠物。

3. 新型冠状病毒是如何传播的？

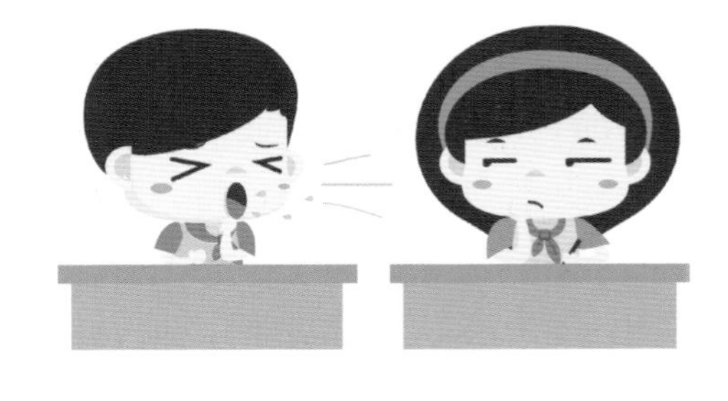

新型冠状病毒在人与人之间的传播方式，通常是健康人接触到感染者的分泌物造成的。主要包括：

呼吸道飞沫传播：病毒会随着感染者咳嗽、打喷嚏时产生的飞沫一起排出体外，当健康人吸入携带有病毒的飞沫，便容易造成感染。

密切接触传播：健康人与感染者握手或触摸被病毒污染的物体后，再用手触摸自己的眼睛、鼻子或嘴巴，也会造成感染。

气溶胶传播：病毒可附着在空气中被称为气溶胶的一类固态或液态的小颗粒上，造成长时间、远距离传播。在相对封闭的环境中长时间暴露于高浓度气溶胶情况下存在经气溶胶传播的可能。

消化道传播：由于在粪便及尿中可分离到新型冠状病毒，应注意粪便及尿对环境污染造成气溶胶或接触传播。

4. 儿童容易感染新型冠状病毒吗？

科学家和医务工作者们通过对病毒的研究，以及对现有病例的分析，发现人群普遍容易感染新型冠状病毒，儿童也不例外。

目前，各地已有多起儿童感染的病例，在确诊患者中，最小年龄仅为出生 30 个小时。

因此，我们在家应该督促并配合家长做好防护工作，保障全家的健康！

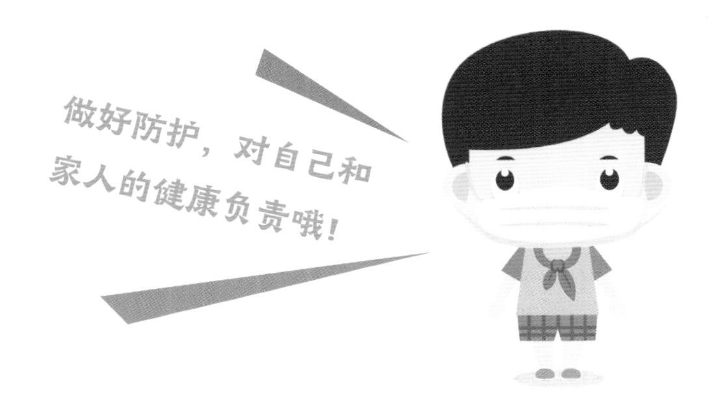

5. 感染了新型冠状病毒会有什么表现？

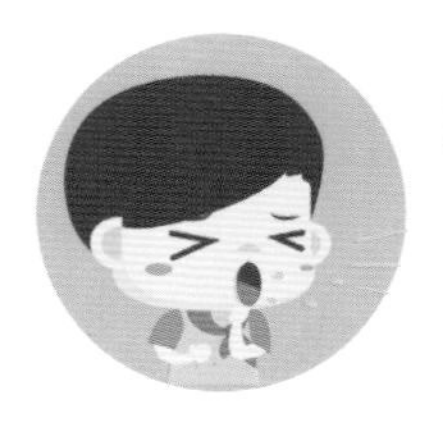
呼吸道症状

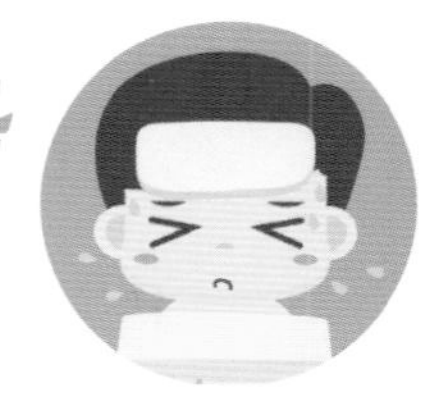
发热、乏力

新型冠状病毒进入人体后，不但会引起免疫系统攻击被感染的细胞，还会欺骗免疫系统，使其对正常的人体细胞进行攻击。经历 1~14 天甚至更长时间的潜伏期后，患者会出现发热、乏力、干咳，少数患者伴有鼻塞、流涕、咽痛、肌痛和腹泻等症状。

轻型患者仅表现为低热、轻微乏力等，无肺炎表现。

重症患者则会在短期内出现呼吸困难以及其他较为严重的表现。

此外，还有少数为感染后不表现出任何症状的“无症状感染者”，这类人也是潜在的传染源。

目前，这种疾病的治疗以对症为主，有效的治疗方法和疫苗等尚在研究中。因此做好预防工作尤为重要！

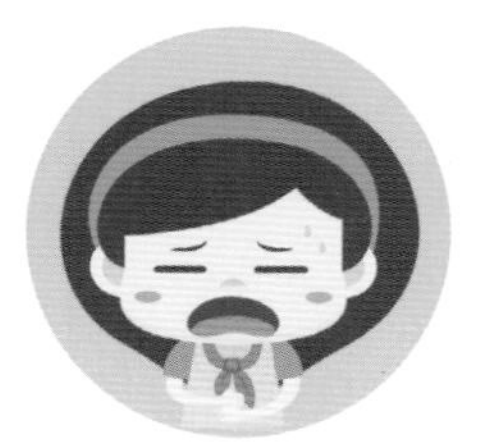
消化道症状

6. 应该怎么预防新型冠状病毒的感染？

研究表明，所有人都对新型冠状病毒易感，因此我们在日常生活中一定要做好防护，切断病毒的传播途径，才能有效防止病毒进一步传播。

面对病毒的传播，我们应该做到：

（1）减少外出，拒绝聚会。聚餐、聚会以及各种大型活动等是病毒最“乐于见到”的情况，人越多，病毒传播的效率越高，很容易出现“聚集性传播病例”。因此，国家已延长春节假期，学校及单位也推迟了开学及复工的时间以应对疫情。

我们需要吃中药来进行预防吗？

中医药是我们国家独一无二的瑰宝，但目前尚未有明确证据表明某种中药对于新型冠状病毒肺炎具有治疗或预防作用。对于身体状况良好的人来说，没有必要吃中药预防。对于需要通过服用中药调理体质的人，也需找专业医生根据个体情况给出相应的方案。

对聚会说“不”！

聚餐、聚会，这本是春节假期里全国各地常见的景象。中国历来的过节习俗都离不开一个“聚”字。但是，因为新型冠状病毒肺炎的暴发，今年春节，“少出门、不聚会”是专家和各个媒体频繁提及的注意事项。

因聚会导致的新型冠状病毒肺炎聚集性病例在各地时有发生。

聚集性疫情，一般是指在一定范围内，发现2例及以上的同一病例感染，导致周边人健康受到威胁。此类疫情发生，往往伴随较多人的感染，会加速疫情的扩散。对于疫情的防控来说，“聚集性疫情”既是重点，也是难点。

保持良好心态留在家里，减少聚会，便是对打赢这场战“疫”最大的帮助！

（2）出门戴口罩。口罩能够有效抵御新型冠状病毒的传播。关于如何选择合适的口罩，我们在本书中第 30 页有详细的介绍。

“我就出门买东西，很快就回来，可以不戴口罩吗”？

不可以！

在疫情传播期间外出，尤其是去往人多的地方，一定要做好防护。据报道，宁波一位患者就是因外出买菜未戴口罩，短暂接触过另一位也未戴口罩的确诊患者而被感染。

因此我们一定要做好防护，千万不要心存侥幸！

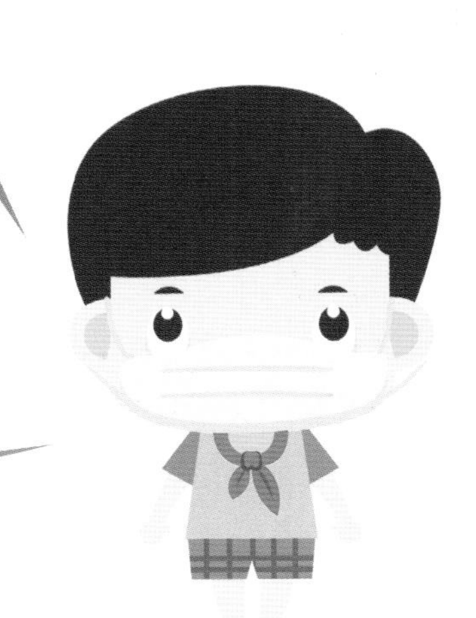

佩戴口罩要注意：

1. 在通风良好的居家场所，或空旷的场所时无需佩戴口罩；

2. 乘坐交通工具、前往商场超市、或前往学校上学时，佩戴一次性医用口罩即可；

3. 前往医院就医、或不可避免地接触居家隔离人员时，最好佩戴医用外科口罩；

4. 要区分口罩的正反面，一般来说颜色深或有文字的一面朝外；有鼻夹金属条的一侧朝上；

5. 戴口罩前后都要洗手，不要直接接触口罩内侧；

6. 戴好口罩挂绳后，要押紧鼻梁两侧的金属条，使口罩贴合面部，不留褶皱与缝隙；如果口罩与脸之间有缝隙，会大大降低口罩的作用！

7. 口罩污染、变形或长时间佩戴，需及时更换；

8. 摘口罩时要拿住挂绳，千万不要用手接触口罩外侧；

9. 年龄极小的婴儿不能戴口罩，容易引起窒息。

（3）勤洗手。饭前便后、外出回家或咳嗽打喷嚏之后，都要按照“七步洗手法”，用肥皂或洗手液彻底洗净双手。

（4）保持良好的卫生习惯。咳嗽、吐痰或者打喷嚏时要用纸巾或屈肘将口鼻完全遮住，用过的纸巾、口罩等放置到加盖垃圾桶里，每天清理，清理时扎紧塑料袋口，再投放到垃圾桶里。

（5）保持环境清洁和通风，并协助家长做好消毒工作。

（6）冲马桶时盖上盖子。

（7）避免接触活禽与野生动物。

（8）增强体质和免疫力。注意均衡饮食，适量运动，规律作息。

开窗通风

均衡饮食

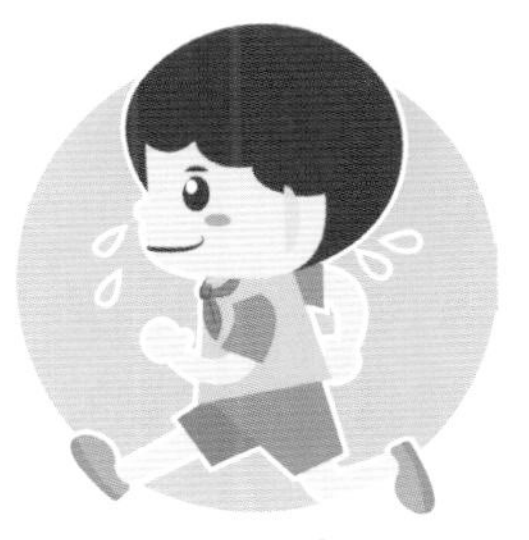

多运动

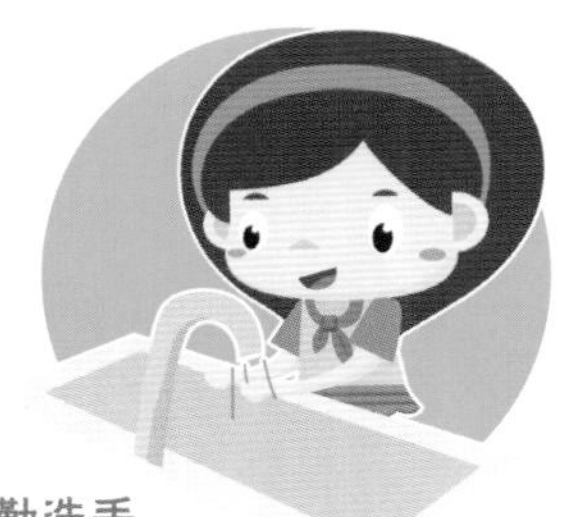

勤洗手

7. 如果不得不出门，应该如何保护自己？

由于某些特殊情况不得不外出，比如采购生活必需品、外出就医等，那么一定要注意：

• 乘坐交通工具时要全程佩戴口罩，包括排队等待的时候；

• 配合工作人员做好体温监测工作；

• 触摸地铁、公交、电梯等公共区域的扶手、拉环等，可以戴手套，行程结束后一定要及时洗手；

• 到达目的地之后尽快离开车站；

• 回家之后，出门穿过的衣服和鞋放在门口特定的区域，要记得洗手，不要用手直接触摸口鼻及眼睛。

全程戴口罩

与患者保持安全距离就不需要戴口罩了吗？

专家表示，近距离接触容易产生飞沫造成感染，所以保持1.5～2米的距离是比较安全的。但保持距离并不意味着就可以完全避免病毒传播，此时也是需要戴口罩的。另外，我们自己也要避免对着别人咳嗽、打喷嚏。

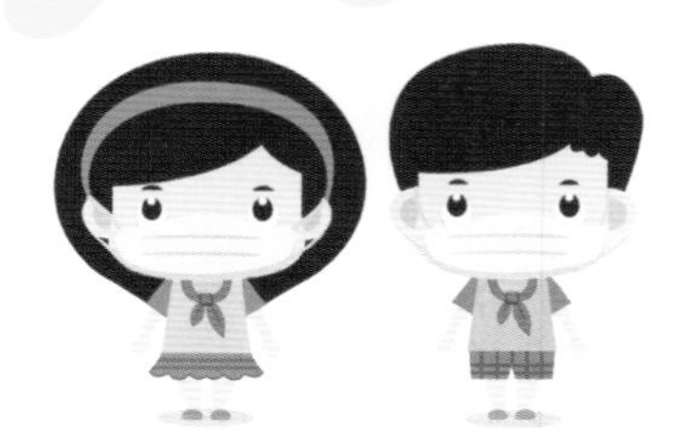

8. 在家里应该如何选择合适的消毒手段?

有效的消毒手段对抑制新型冠状病毒传播尤为重要，但市面上消毒剂种类繁多，我们该如何选用？

消毒是指利用物理方法（如紫外线灯照射、高温蒸煮等）或者化学方法（如采用消毒剂）消灭大部分微生物，使其数量降低到较为安全水平的过程。一般认为，对病毒的灭活率应达到 99.9% 以上方才有效。

研究表明，新型冠状病毒对紫外线及热敏感，在 56℃、30 分钟可以将其灭活，乙醚、75% 乙醇、含氯消毒剂、过氧乙酸和氯仿等脂溶剂均可以有效灭活病毒，氯己定不能有效灭活病毒。

市面上各种消毒剂的主要成分有：对氯间二甲苯酚（以威露士、滴露为代表），季铵盐类（如安洁），酒精类（75% 乙醇），含氯消毒液 / 片（如 84 消毒液、爱尔施片）等。

物体表面如地面、家具台面、卫生间及门把手的消毒，可以使用含氯消毒剂、二氧化氯消毒剂或消毒湿巾等进行擦拭。

手和皮肤的消毒，选择碘伏、含氯消毒剂和过氧化氢消毒剂等手皮肤消毒剂，或速干手消毒剂。

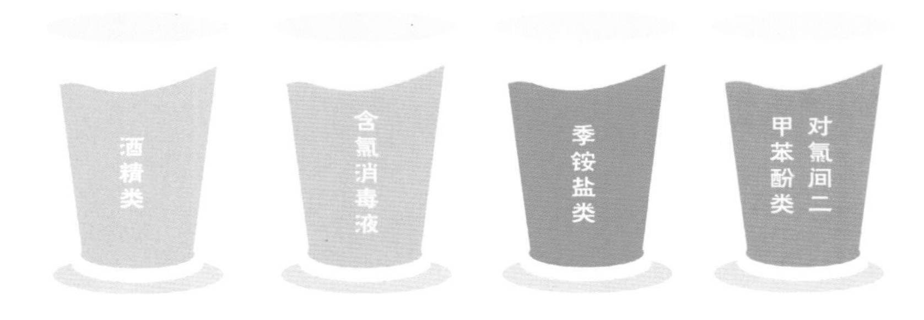

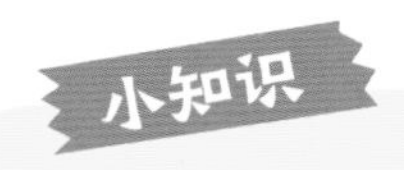

如何正确使用酒精消毒？

研究表明，相对于95%的酒精，75%的酒精能够兼具蛋白质凝固作用及穿透效果，从而起到更彻底的消灭病原体的效果。使用酒精消毒应在家长或老师的指导下进行。

- 使用及储存酒精时应远离火源，并防止儿童接触，避免造成危险。
- 使用酒精消毒时要保证通风，切忌接触明火及高温物体，消毒时不要做饭、吸烟。
- 给电器、炉灶消毒时关闭电源火源，待冷却后对其进行擦拭，切勿直接喷洒。
- 不建议用酒精直接喷洒衣物或进行地面等大面积喷洒等。
- 使用酒精消毒时尽量通过擦拭的方法。

那么酒精会不会过期呢？

一般酒精注明的保存期限约为2~3年，若已经开封了，那么在2年内必须用完；酒精挥发的速度很快，所以开封后，浓度就会开始降低，时间一久，自然就无法起到杀菌的功效！

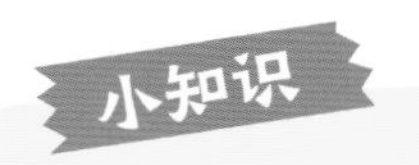

使用含氯消毒剂消毒要注意！

除了 75% 的酒精，含氯消毒剂也是我们常用的消毒剂之一。含氯消毒剂在水中能产生具有杀菌和杀病毒作用的次氯酸。市面上常见产生次氯酸的消毒剂分两种，分别是消毒液和消毒片，消毒液以 84 消毒液和漂白剂为代表，消毒片以利尔康泡腾片和爱尔施含氯消毒片为代表。

- 严格按照说明书上的使用浓度进行消毒；
- 要注意有效期，过期产品其有效氯含量可能不足，起不到消毒作用；
- 包括 84 消毒液在内的有效氯消毒剂（碱性）和洁厕灵（酸性）不能混用，否则产生有毒氯气，不仅消毒失败，还会毒害身体；
- 次氯酸对手有刺激性，要注意在清洁时戴手套，不能直接接触，避免造成手部损伤；
- 不要同时混合使用多种消毒剂；
- 消毒时务必要开窗通风。

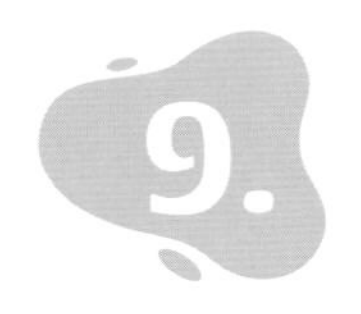

9. 为了对抗疫情，各地政府都采取了什么样的措施呢？

新型冠状病毒肺炎于 2019 年 12 月在武汉被发现，随后迅速蔓延。为了应对此次突如其来的疫情，全国多省市先后宣布启动重大突发公共卫生事件一级响应，包括武汉在内的部分城市采取了“封城”措施。

以此次疫情的重灾区武汉为例，对于密切接触人员或疑似轻症患者，采取集中筛查、定点隔离的手段；对于已确诊的轻症患者，进行“方舱医院”隔离治疗；火神山医院、雷神山医院、定点医院则是用来隔离和治疗已确诊的重症患者及疑似重症患者；还有部分确诊的危重患者，则送往高水平的定点医院进行救治。

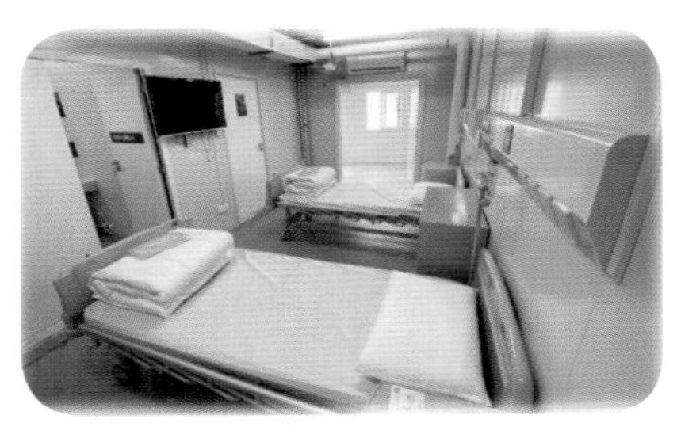

上图为仅用 10 天时间建设完成的火神山医院的病房内部

为抗击疫情，全国 300 余支医疗队的 4 万余名医疗队员前往一线，支援湖北的医疗救治工作。

此外，国家卫生健康、交通运输、邮政、公安等部门以及科研机构、医疗物资生产企业的工作人员均坚守岗位，为对抗这次疫情努力工作。

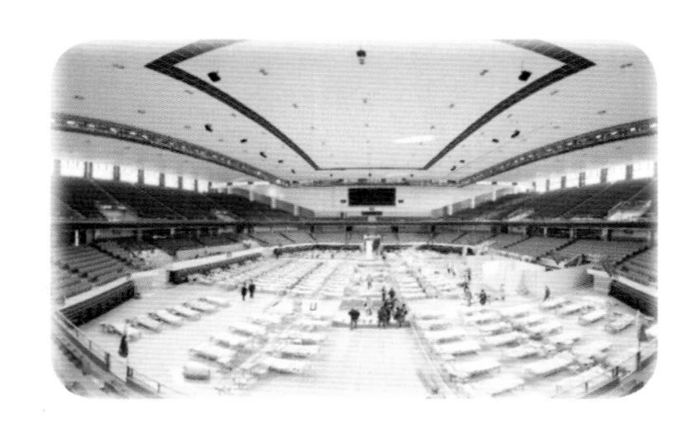

左图为由体育馆临时改建而成的“方舱医院”

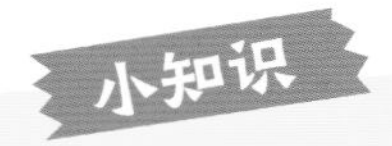

什么是“突发公共卫生事件一级响应”？

突发公共卫生事件是指突然发生的、造成或者可能造成社会公众健康严重损害的重大传染病疫情、群体性不明原因疾病、重大食物和职业中毒以及其他严重影响公众健康的事件。例如 2003 年的传染性非典型肺炎及 2019 年的新型冠状病毒肺炎。

突发公共卫生事件根据其性质、危害程度、涉及范围，可分为特别重大（一级）、重大（二级）、较大（三级）和一般（四级）。发生特别重大突发公共卫生事件，省指挥部根据国务院的决策部署和统一指挥，组织协调本行政区域内应急处置工作。

面对疫情，我们除了减少外出、做好防护、注意个人卫生等之外，还应自觉配合政府部门所采取的各项措施，不恐慌、不传谣，共同努力对抗疫情。

10. 居家隔离，避免感染

在疫情高发期，为减少感染风险，我们应避免外出，居家隔离。

根据病毒的传播情况，我们可以把人群分为：A（已感染人群）、B（被 A 感染的未知人群）、C（与 A 密切接触的人群）、D（未感染人群）这四类。在这些人群中，A 留在武汉或从武汉前往全国各地，这些人依据信息是容易找出来的。A 在旅途中会遇到 B，A 与 B 互相不认识。A 到达目的地后接触了 C，但无论接触了多少个 C，通过 A 都能找到这些 C。

在 A、B、C、D 这四个人群中，A 被隔离治疗，C 被隔离观察或治疗，D 是在家坚守的我们，唯独 B 不知道有多少且很难被发现。因此，目前只有通过居家隔离，用时间来筛出 B，才能有效防止病毒的大范围扩散，避免更多人被感染。

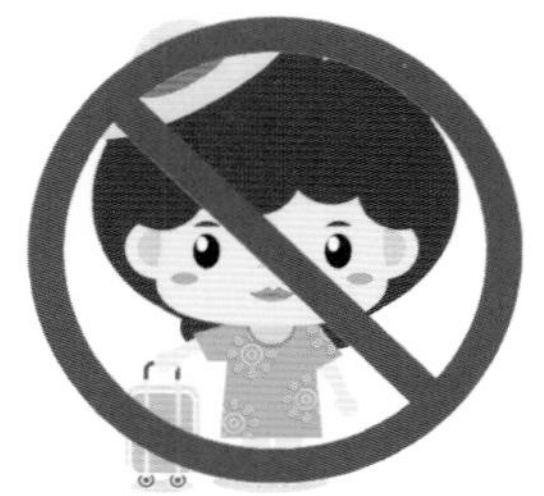

11. 居家隔离时应该怎么做？

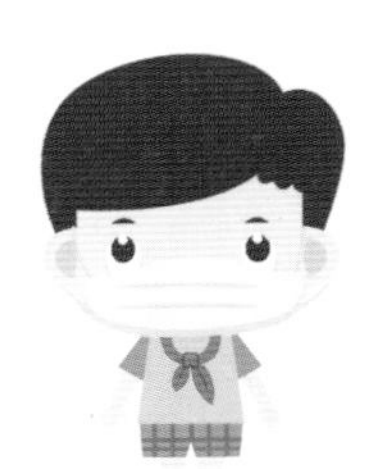

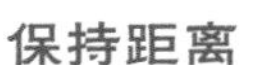

• 隔离者应单独居住在通风良好的独立空间内，尽量避免与家人接触；

• 定时检测、并上报体温；

• 若条件不允许，则应保持距离，并佩戴口罩；

• 最好固定一名身体健康的家庭成员进行照顾，不与家人共用物品；

• 隔离人员使用过的口罩、手套及纸巾等都应放在专门的垃圾袋；

• 若出现呼吸困难、高烧不退、意识模糊、腹泻等，或其他家庭成员出现疑似症状，应立即就医。

就医时应全程佩戴口罩，如实且详细叙述病情，尤其是近期有无去武汉旅行或居住、有无接触过肺炎患者或疑似人员、有无接触过野生动物等，然后根据情况选择居家隔离或入院治疗。

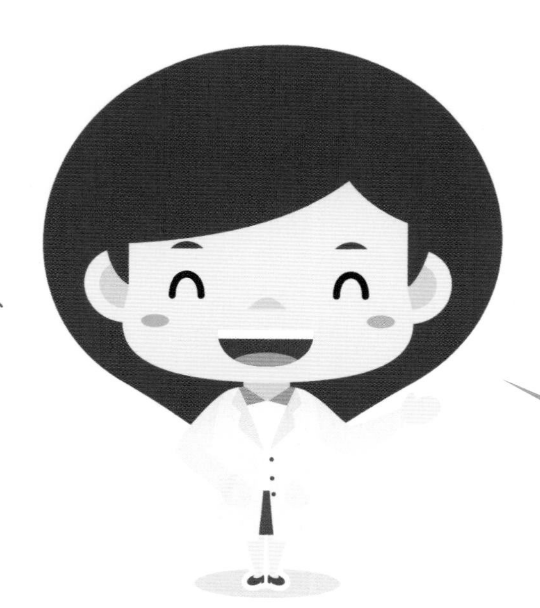

为什么隔离期是 14 天？

传染病的隔离期是根据该病的潜伏期而定的。目前研究显示，新型冠状病毒肺炎的潜伏期为 1 ~ 14 天，也就是说，从感染到发病，一般不超过 14 天，所以才把隔离期时间定为这个标准。

在这段时间内，如果没有发病，说明基本上没有被感染，就可以解除隔离。

12. 不同人群采取的隔离措施和治疗手段有什么不同？

作为本次疫情的重灾区，武汉采取了“封城”措施，并对不同的人群采取不同的隔离及治疗手段：

（1）对于没有接触史的普通人群，建议居家隔离。

（2）密切接触者，有可能被感染而成为移动的传染源。因此，应到隔离点实行集中隔离观察（单间）。

什么是密切接触者和疑似病例呢？

与新型冠状病毒肺炎确诊或高度疑似病例直接居住生活在一起、或近距离接触过的人，被称为密切接触者；

在这些人中符合以下流行病学史中的任何1条，并具有临床表现中任意2条的人，会被列为疑似病例。

- 流行病学史

（1）发病前14天内有武汉市及周边地区，或其他有病例报告社区的旅行史或居住史；

（2）发病前14天内曾接触过来自武汉市及周边地区，或来自有病例报告社区的发热或有呼吸道症状的患者；

（3）聚集性发病；

（4）与新型冠状病毒感染者有密切接触史。

- 临床表现

（1）发热和/或呼吸道症状；

（2）具有肺炎影像学特征；

（3）发病早期白细胞总数正常或降低，或淋巴细胞计数减少。

（3）对于疑似新型冠状病毒肺炎的患者，重症患者必须入院治疗，轻症患者必须到隔离点进行隔离。疑似患者治疗时应单间隔离。检测结果为“双阴性”，但临床症状符合新型冠状病毒感染肺炎的患者，仍按照疑似患者进行管理。

（4）对于确诊的新型冠状病毒肺炎患者（含临床诊断患者），重症患者必须送定点医院入院治疗，轻症患者须到指定地点（包括“方舱医院”）进行隔离治疗。

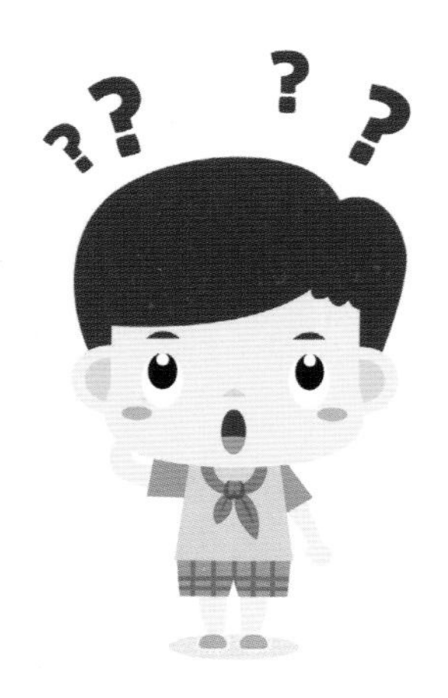

新型冠状病毒肺炎患者是怎么确诊的？

在疑似病例中，具备以下病原学证据之一者，便可确诊：

- 呼吸道标本或血液标本实时荧光 RT-PCR 检测新型冠状病毒核酸阳性。
- 呼吸道标本或血液标本病毒基因测序，与已知的新型冠状病毒高度同源。
- 此外，CT 等影像学检查结果也可以作为临床诊断的补充证据。

13. 北京如何防控疫情？

（1）以社区为单位，对疫情期间从外地返京的人员进行排查，登记其基本信息和联系方式，并严格居家观察 14 天，观察每日监测体温并向社区报告；

（2）密切接触者要依法服从医学隔离观察措施，服从社区医务人员安排，前往集中观察点进行观察；

（3）对于疑似病例，除严格进行单独隔离观察治疗外，还应积极进行新型冠状病毒的检测；

（4）北京分别确定北京地坛医院、北京佑安医院和解放军总医院第五医学中心三所市级医院以及 17 所区级医院作为新型冠状病毒肺炎的定点救治医院，确诊病例均在这些医院进行隔离治疗。

14. 新型冠状病毒肺炎可以治愈吗？

到目前为止，尚未发现治疗新型冠状病毒肺炎的特效药，但大部分患者在经过对症治疗后会逐渐痊愈，因此一旦确诊，我们一定要积极配合医院进行隔离治疗；

完成治疗，体温恢复正常 3 天以上、呼吸道症状明显好转，连续 2 次呼吸道病原核酸检测阴性（采样时间间隔至少 1 天），便可解除隔离、出院。

康复出院回家后，还需根据患者的身体情况继续进行必要的护理并定期随访；在随访中要注意防范再次出现感染，并居家隔离一段时间，以保证病情完全康复。

小知识

为什么新型冠状病毒肺炎难治呢？

这次的新型冠状病毒发现至今不过短短数月，针对病毒的药物研发难度极大，所需时间也长，因此特效药研发尚在进行中。

另外，我们发现新型冠状病毒肺炎重症或者死亡的患者，大多是老年人、有慢性基础病者或过度劳累的一线医务工作者，因此良好的身体素质、强大的免疫力是我们抵抗新型冠状病毒肺炎的关键！

15. 保持身心健康，避免过度恐慌

面对突如其来的疫情，微信群里、QQ 群里、朋友圈里，到处都在谈论新型冠状病毒肺炎，有些人六神无主，不知道怎样预防才是正确有效的，而只是凭着自己的理解，就开始盲目预防，采购板蓝根，采用醋熏，听信偏方，甚至“求神拜佛”。

对于新型冠状病毒肺炎造成的心理压力，我们需要采取正确的方式，调整好心态。在疫情防控的关键时期，充分掌握新型冠状病毒的特点，针对“传染性”这一关键特征做好防护，独立思考、理性认知，做到心中有数，才能更好地防控新型冠状病毒肺炎。

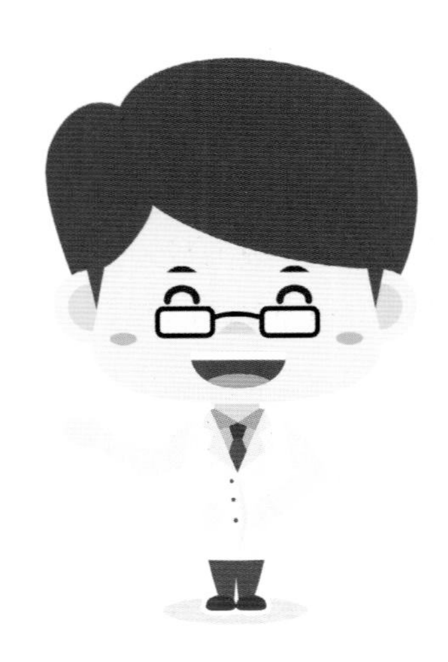

16. 发生疫情时，如何继续学习？

疫情严重影响了我们正常的生活和学习，为保证疫情不向校园扩散，很多学校也因此推迟了开学的时间。那么，在这期间我们应该如何继续学习呢？

“停课不停学”：为了不影响学生正常的学习，保证教学进度，各地教育部门根据疫情推出了网络在线教学实施方案。

在家学习期间，我们应该坚持做到早睡早起，按时听课并完成老师布置的作业，积极进行复习和预习，同时请家长进行监督，不让疫情耽误学业。

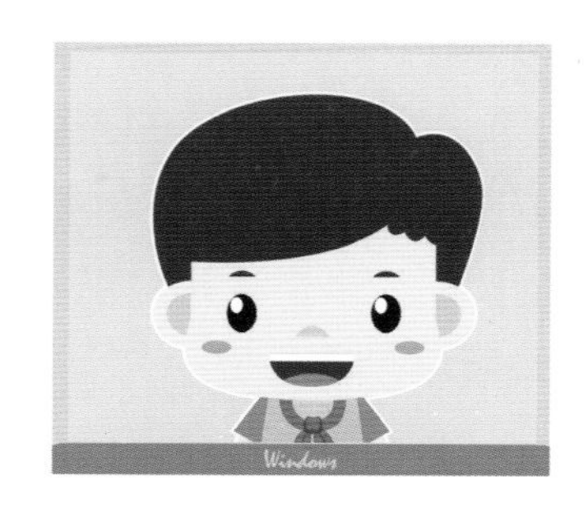

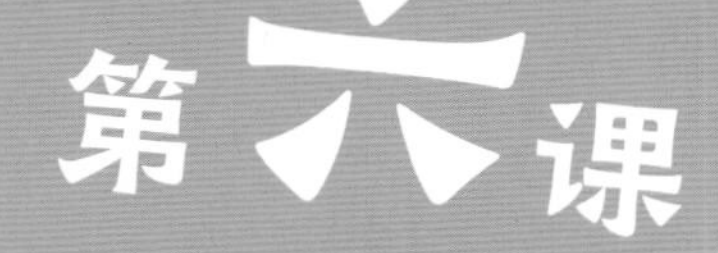

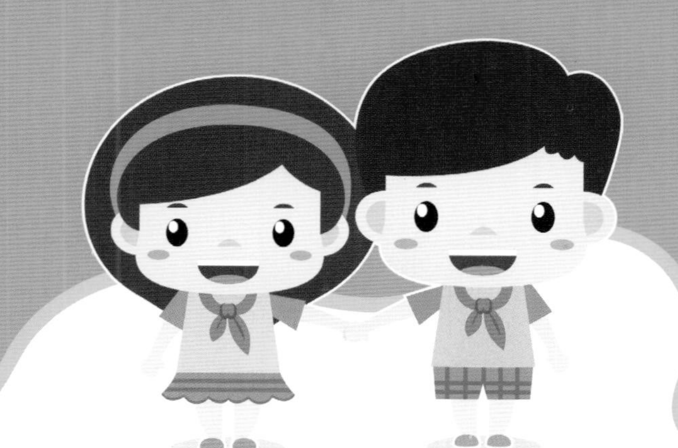

常见的人与人相互传播的传染病有哪些？

1. 流行性感冒

流行性感冒（简称流感）是流感病毒引起的急性呼吸系统感染，是一种传染性强、传播速度快的疾病，一般秋冬季节是其高发期。

流感病毒包括人流感病毒和动物流感病毒，人流感病毒分为甲（A）、乙（B）、丙（C）三型，流感的典型临床症状包括急起高热、全身疼痛、显著乏力和轻度呼吸系统症状。

- **传染源**：流感患者及隐性感染者为主要传染源，猪、牛、马等动物可能传播流感。发病后 1~7 天有传染性，病初 2 ~ 3 天传染性最强。
- **传播途径**：流感是一种呼吸系统传染病，具有流行性和传染性的特点，可经飞沫、空气传播，流感患者讲话、咳嗽、打喷嚏时会从鼻咽部喷出大量含有流感病毒的飞沫，健康人吸入了这种带有流感病毒的飞沫后，病毒进入呼吸道就有可能引起流行性感冒。

- **易感者**：人群普遍易感，病后有一定的免疫力。
- **预防手段**：及时隔离治疗流感患者是减少发病和传播的有效措施。学校或幼儿园可根据具体条件设立临时流感诊断室，减少或停止大型集会和文娱活动。
- 流感疫苗可以减少流感的发病率，但疫苗的保护作用有限，而且每年都需要接种当年的流感疫苗，才能达到最佳的免疫效果。因此在流行期仍要加强个人防护。

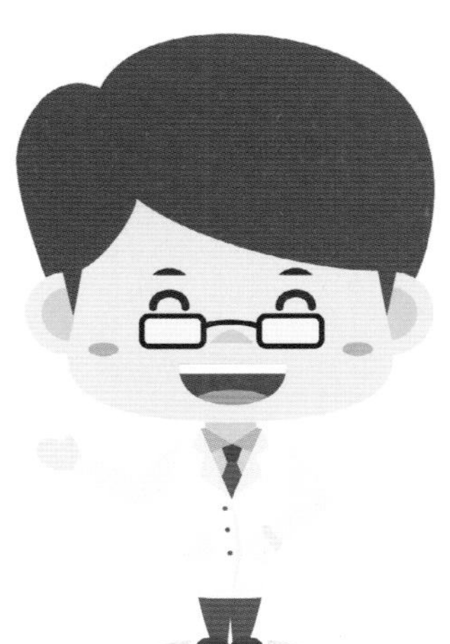

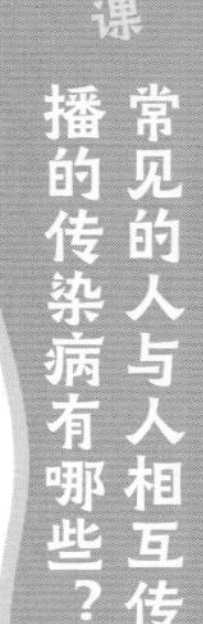

小知识

流行性感冒与普通感冒的区别

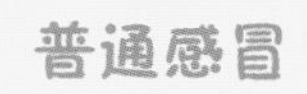

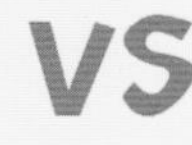

流感

普通感冒	流感
多由鼻病毒感染引起	由流感病毒感染引起
不发热或低热，持续时间短	发烧快，高烧不退，持续时间久
精神状态尚可	精神萎靡，全身乏力
并发症较少	可合并肺炎、中耳炎、心肌炎

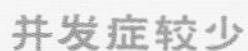
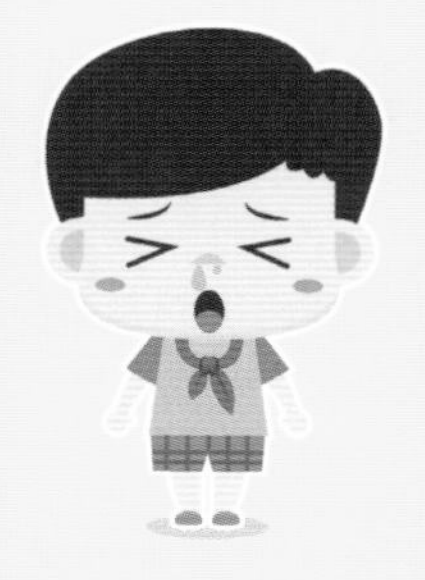
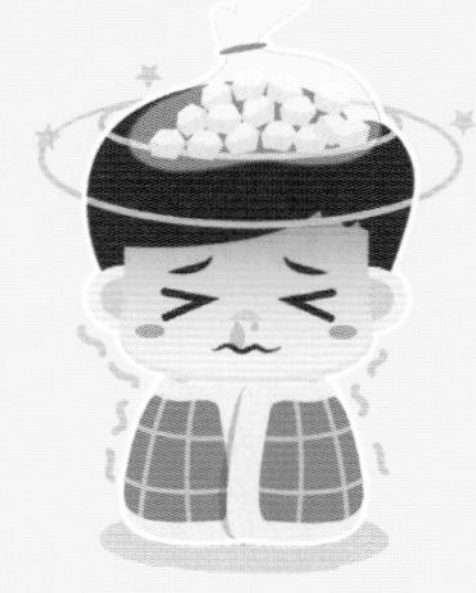
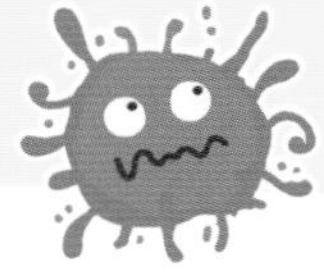
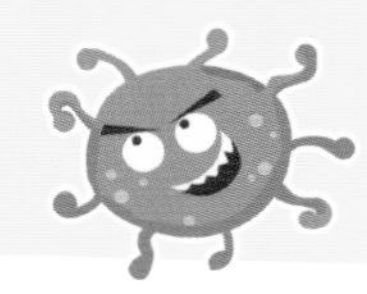

2. 传染性非典型肺炎

传染性非典型肺炎，又称为严重急性呼吸综合征（Severe Acute Respiratory Syndromes，SARS），是一种因感染 SARS 冠状病毒而导致的以发热、干咳、胸闷为主要症状的呼吸系统传染病，严重者出现快速进展的呼吸衰竭。传染性强、病情进展快速。

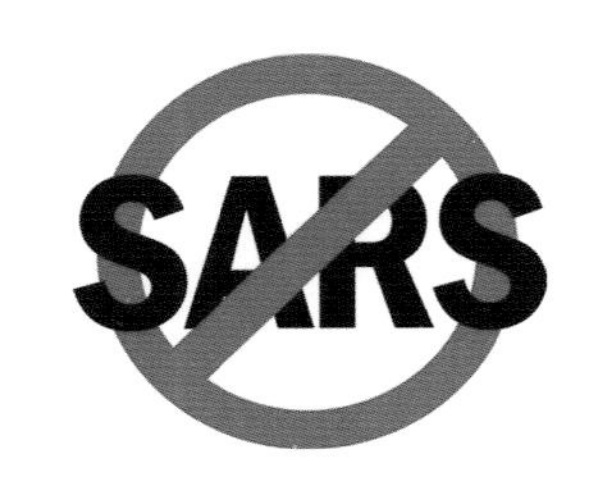

小知识

我国已将 SARS 列入《中华人民共和国传染病防治法》乙类传染病，并规定按甲类传染病进行报告、隔离治疗和管理。

- **传染源**：患者、隐性感染者是 SARS 明确的传染源。
- **传播途径**：人与人的近距离接触，近距离的空气飞沫传播、接触患者的呼吸道分泌物和密切接触等。
- **易感者**：不分年龄、性别，人群对该病毒普遍易感。发病率的高低取决于接触病毒或暴露机会的多少。高危人群是接触患者的医护人员、患者家属和到过疫区者。
- **预防手段**：目前尚无针对 SARS 的预防疫苗，因此在日常生活中必须建立良好的卫生习惯和生活环境，劳逸结合，均衡饮食、清淡为主，增强体质。

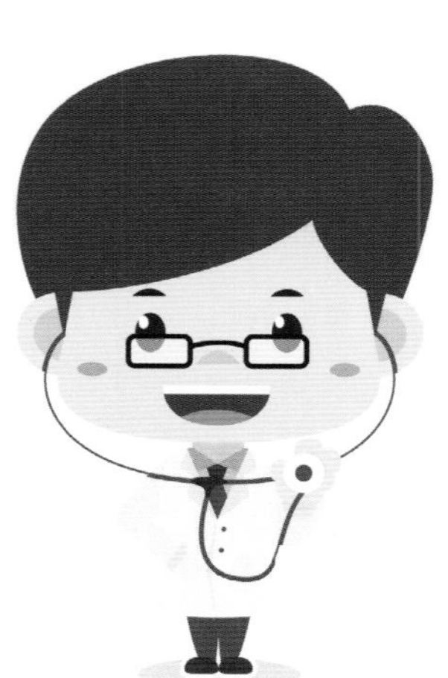

3. 中东呼吸综合征

中东呼吸综合征（Middle East Respiratory Syndrome，MERS）是一种由冠状病毒感染引起的急性呼吸系统疾病。该病毒因首现于沙特，继而在中东其他国家及欧洲等地区蔓延而被称为中东呼吸综合征病毒。

MERS 病毒最早于 2012 年 9 月被发现，因患者早期与 SARS 临床症状相似得名“类 SARS 病毒”，也成为第 6 种已知的人类冠状病毒，也是过去 10 年内被分离出来的第 3 种人类冠状病毒。

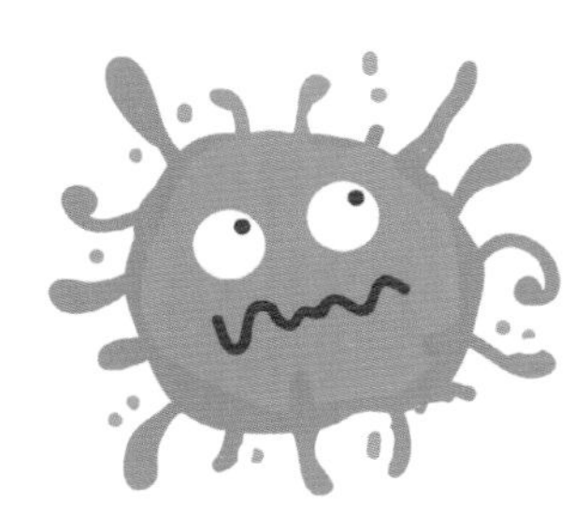

- **传染源：** 目前 MERS 病例的确切感染源不明，骆驼为可能传染源，不排除蝙蝠或其他动物。
- **传播途径：** 主要通过呼吸道和接触传播。
- **易感人群：** 人群对本病普遍易感，老年人、慢性基础性疾病患者（如糖尿病、肺部疾病患者）、免疫功能低下者（艾滋病、肿瘤、器官移植、免疫抑制患者）及医护人员等为高危人群。
- **预防手段：** 目前没有针对 MERS 的有效治疗手段和疫苗。但是良好的个人卫生习惯和措施可以帮助我们很好地预防呼吸系统传染病。

4. 水痘

水痘是由水痘 - 带状疱疹病毒初次感染引起的急性传染病。

主要发生在婴幼儿和学龄前儿童，成人发病症状比儿童更严重。

临床表现以发热及皮肤和黏膜成批出现周身性红色斑丘疹、疱疹、痂疹为特征，皮疹呈向心性分布，主要发生在、背等部位，四肢少见。冬春两季多发，传染力强。

小知识

接种水痘疫苗是目前预防水痘最为安全、有效的手段。

1974 年日本人高桥在一名患天然水痘的男孩的疱液中用人胚肺细胞分离到水痘病毒，并通过连续繁殖减毒建立疫苗毒种（Oka 株），是当今世界广为应用的疫苗毒种。

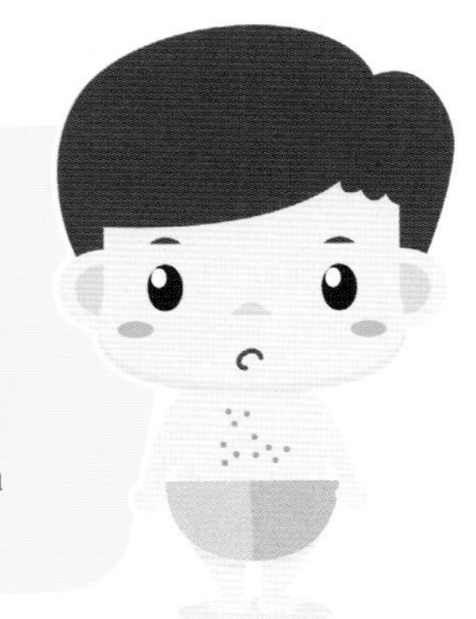

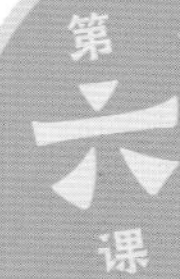

- **传染源**：患者是唯一的传染源，出疹前 1~2 天至病损全部结痂时均有传染性。
- **传播途径**：病毒存在于患者上呼吸道鼻咽分泌物及疱疹液中，经飞沫和直接接触传播。
- **易感者**：人群普遍易感，主要见于儿童，以 2~6 岁为高峰。20 岁以后发病者占 2% 以下。孕妇分娩前 6 天患水痘可感染胎儿，并在出生后 10 天内发病，但病后能获持久免疫力。
- **预防手段**：水痘患者对儿童传染性很大，因此应该尽量避免接触。同时保持清洁，勤换衣服，勤剪指甲。在学校应加强通风换气，或紫外线照射室内进行空气消毒。

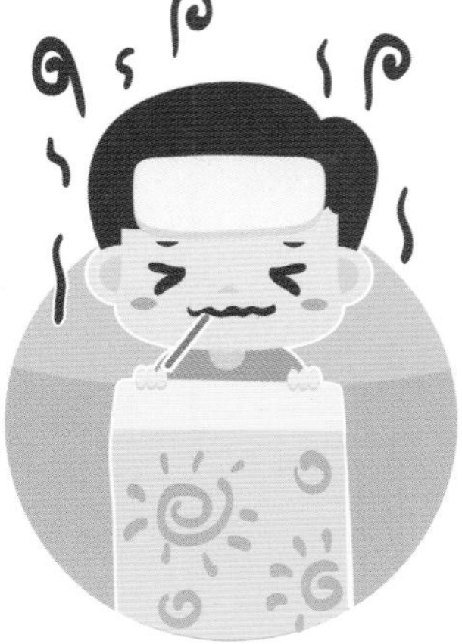

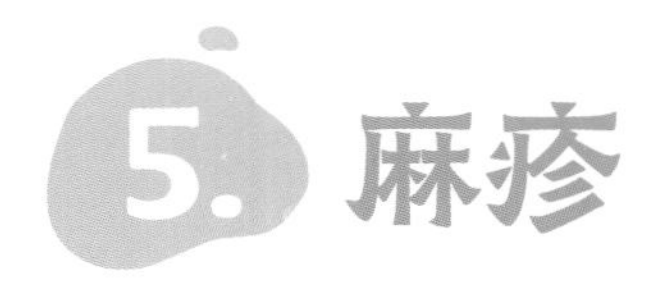

5. 麻疹

麻疹是由麻疹病毒所致的急性病毒性传染病，主要发生在儿童。以发热、结膜及上呼吸道卡他性炎症、口腔黏膜柯氏斑及周身斑丘疹为主要临床表现。

约 90% 易感者接触麻疹病毒后会发病，流行人群中约有 5%~15% 为隐性感染。

患病后获得的免疫力持久，多数人可终生免疫。

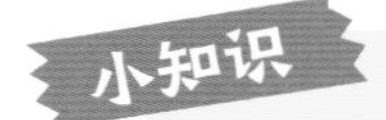

麻疹不是荨麻疹！

虽然这两种病的名字很像，但麻疹是由麻疹病毒引起的急性呼吸道传染病，出疹顺序为颈部－头面部－躯干－四肢－四肢末端，常伴随并发症出现。而荨麻疹则是由变态反应引起的皮肤过敏性疾病，出疹顺序不确定，症状为皮肤瘙痒，皮疹时起时消，患病后应尽早找出过敏原。

- **传染源：** 患者是唯一传染源。
- **传播途径：** 麻疹病毒通过接触感染者的分泌物而传播，可经大颗粒飞沫传播（需要密切接触），也可经小颗粒气溶胶传播（传播更快更远），还可以通过直接接触传染性分泌物，发生自体接种。
- **易感者：** 8 个月以内婴儿和 7 岁以上学龄儿童，成人偶有发病。
- **预防手段：** 我国实施计划免疫后，麻疹发病率和病死率已明显降低。但由于种种原因，麻疹小规模流行时有发生。我们除了接种疫苗之外，还应注意流行季节中尽量避免出入公共场所。

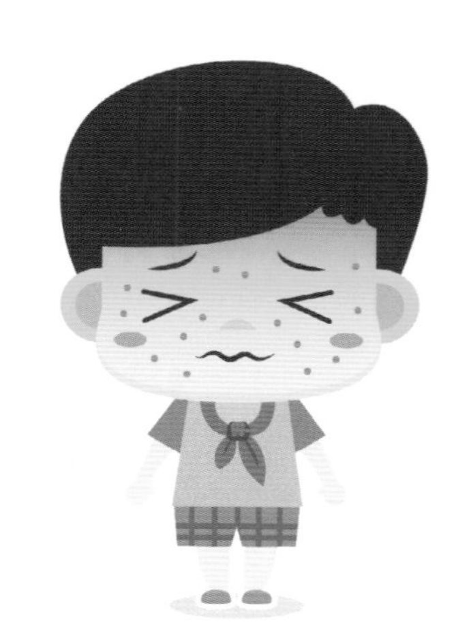

小知识

- 早在公元 196 至 220 年，张仲景在《金匮要略》中就有关于麻疹的描述，并认为麻疹是一种传染性很强的疾病。
- 在国外，公元 10 世纪，波斯医生拉兹开始描述本病，直到 1675 年才认为麻疹是一种独立的疾病。
- 1959 年，发生了全国范围的麻疹大流行，报告发病数约 1000 万，报告死亡人数约 30 万，病死率约为 3%。
- 1965 年，我国儿科奠基人诸福棠率团队自制麻疹减毒活疫苗成功，推广应用后，麻疹发病率和病死率明显降低，麻疹大流行基本上得到控制。但是，由于人口流动增加、初免后随着年龄增长免疫力逐年降低等原因，近年麻疹疫情有所上升，我们仍不能放松警惕。

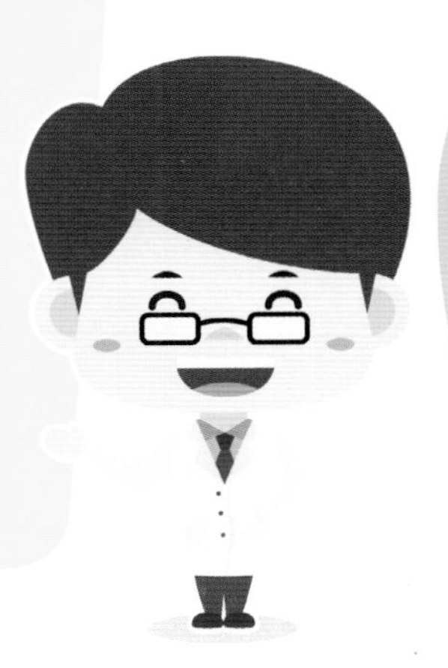

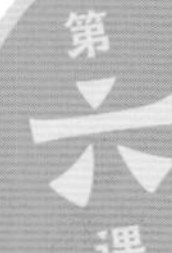

6. 风疹

风疹又称为“德国麻疹”，是由风疹病毒引起的急性出疹性传染疾病。由于风疹患者的皮疹来得快，去得也快，如一阵风似的，“风疹”也因此得名。

风疹的临床特征为前驱期短、低热、皮疹及耳后、枕部淋巴结肿大，一般病情较轻，病程短，预后良好。

小知识

风疹病毒是仅在人类传播的病毒，可在胎盘或胎儿体内（以及出生后数月甚至数年）生存、增殖，产生长期多系统的慢性进行性感染。风疹病毒不耐热，在体外活力弱，对紫外线、乙醚、氯化铯、去氧胆酸等均敏感。

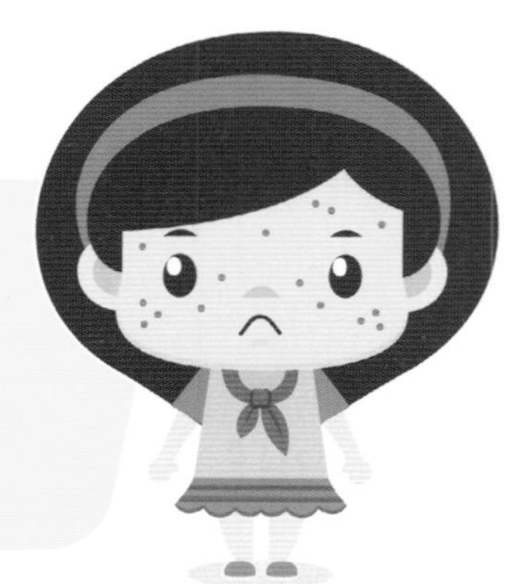

- **传染源**：患者是风疹唯一的传染源，起病当天和前一天传染性最强。患者的口、鼻、咽分泌物以及血液、大小便等均可分离出病毒。
- **传播途径**：一般儿童与成人风疹主要由飞沫经呼吸系统传播，也可经人与人之间密切接触传染。胎内被感染的新生儿，咽部可排病毒数周、数月甚至 1 年以上，因此可通过污染的奶瓶、奶嘴、衣被、尿布及直接接触等传染缺乏抗体的医务人员和家庭成员，或引起婴儿室中传播。
- **易感者**：风疹多见于儿童，流行期中青年、成人和老人发病也不少见。近年来春夏发病较多，可流行于幼儿园、学校等聚集群体。
- **预防手段**：免疫接种是预防风疹的有效方法。

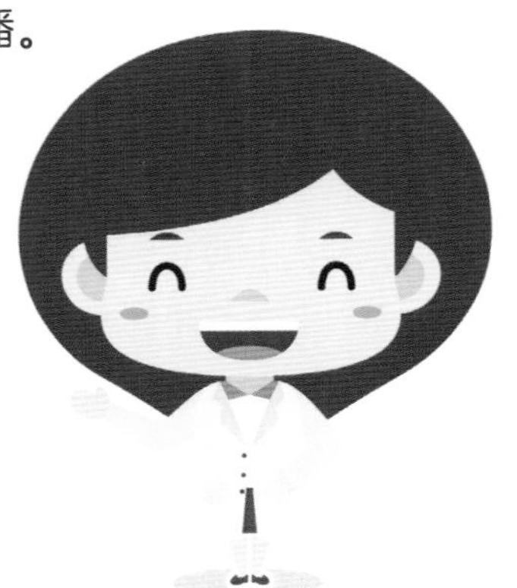

7. 结核病

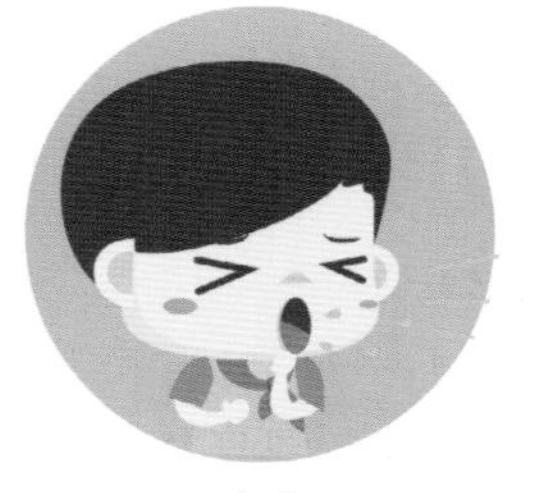

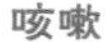

咳嗽

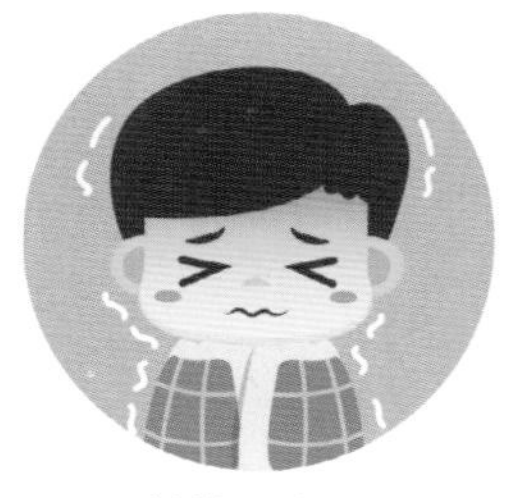

低热、盗汗

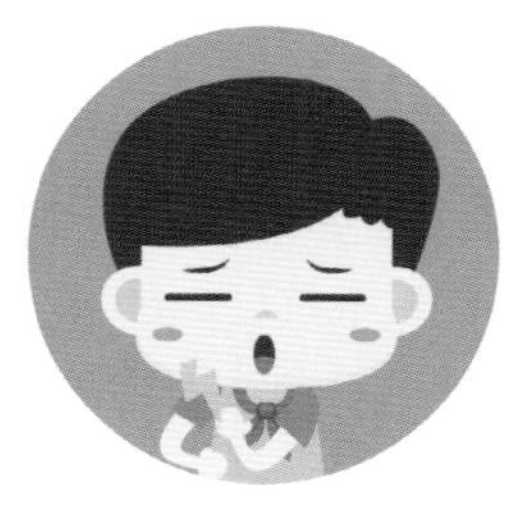

胸痛

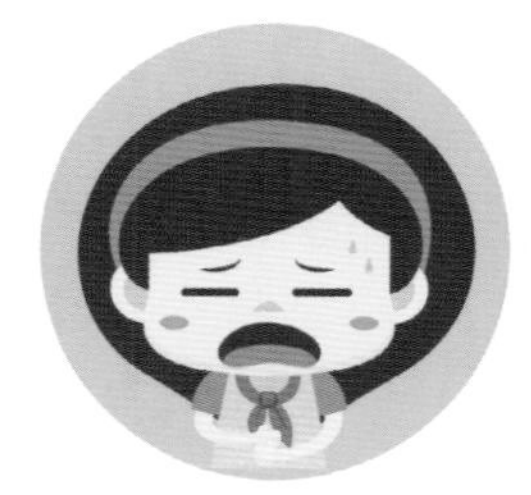

食欲差、消瘦

结核病是由结核分枝杆菌感染引起的慢性传染病。结核菌可能侵入人体全身各器官，其中 80% 发生在肺部，称为肺结核病；其他部位（颈淋巴、脑膜、腹膜、肠、皮肤、骨骼）也可继发感染，称为肺外结核。结核病是青年人容易发生的一种慢性和缓发的传染病。

- **传染源**：结核病的主要传染源是结核患者，其传染性大小取决于患者的排菌数。只有痰里查出结核菌的患者才具有传染性，儿童肺结核传染性较小。
- **传播途径**：95% 以上的结核菌原发感染是在肺部，主要经空气传播，其中飞沫传播是肺结核的主要传播途径，也可以经过消化道感染。
- **易感者**：人群普遍易感结核病，接种过卡介苗或自然感染后可以获得特异性抵抗力，影响人群结核病易感性的因素除了特异性抵抗力外还有自然抵抗力，包括遗传因素、生活条件、居住环境、营养水平等。

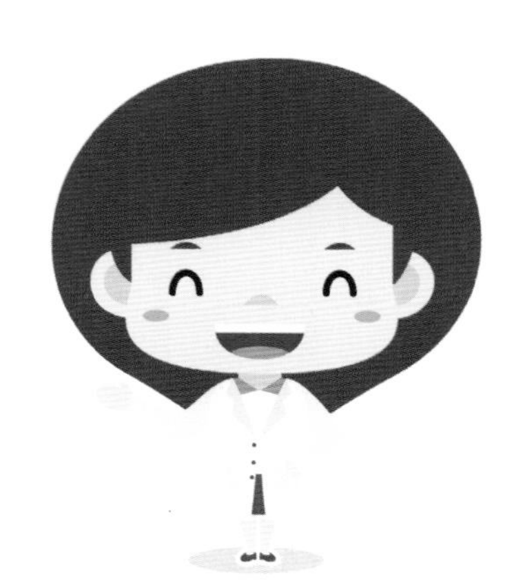

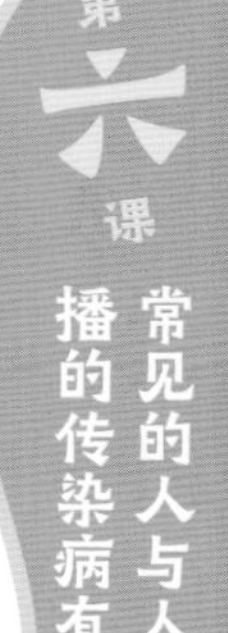

- **预防手段：** 接种卡介苗可以使儿童产生一定水平的特异性抵抗力，减少感染机会，或在感染自然结核菌时限制细菌的生长繁殖，减少细菌数量，起到预防儿童结核病，特别是结核性脑膜炎、血行播散型肺结核等严重结核病的作用。
- 一旦确诊结核病，应配合医生积极进行治疗。
- 结核病的治疗应遵循“早期、联合、适量、规律、全程”的治疗原则。

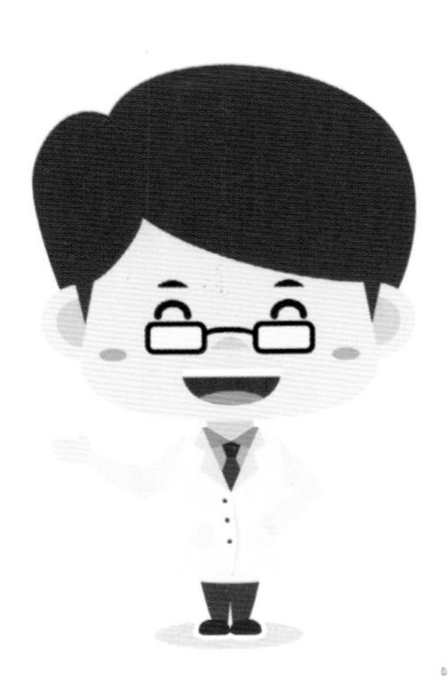

8. 化脓性脑膜炎

化脓性脑膜炎是由化脓性细菌感染所致的脑脊膜炎症，是中枢神经系统常见的化脓性感染。

化脑通常急性起病，好发于婴幼儿、儿童和 60 岁以上老年人。

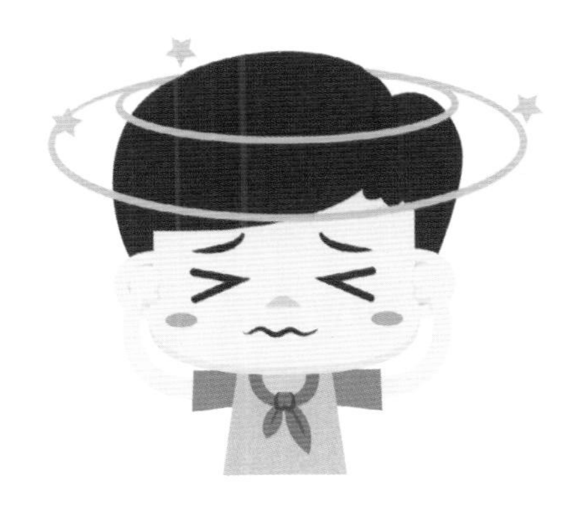

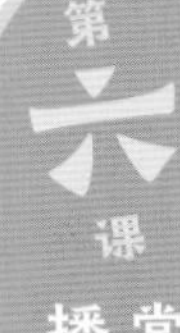

- **传染源**：化脓性脑膜炎的传染源是患者和带菌者。
- **传播途径**：主要通过空气飞沫传播，也可经皮肤、黏膜或新生儿脐部侵入。少数可由邻近组织、器官感染，如副鼻窦炎、中耳炎、乳突炎、眼眶蜂窝组织炎等直接扩散波及脑膜。颅骨外伤、骨折等可使细菌直接进入脑膜。
- **易感者**：人群普遍易感，但70%～80%的成人可通过隐性感染获得终身免疫，故发病多为儿童。一般在冬春季节发病，有明显的季节性。
- **预防手段**：由于病原体对外界环境抵抗力差，只有与传染源密切接触时才可能发病。因此在日常生活中我们要除了要增强体质外，还应避免密切接触化脑患者。

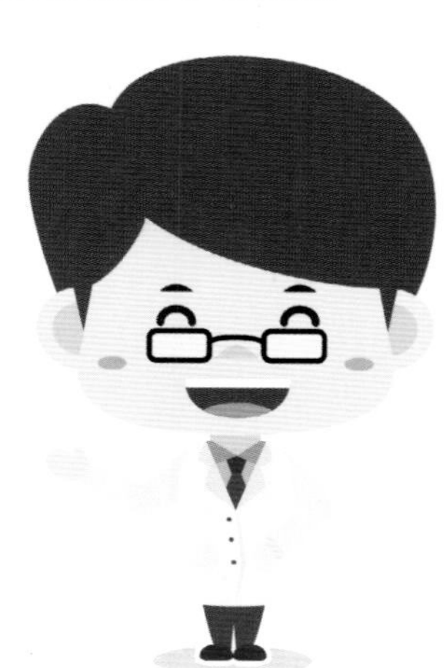

9. 流行性腮腺炎

流行性腮腺炎简称流腮，俗称“痄腮”，是儿童和青少年期常见的呼吸系统传染病。它是由腮腺炎病毒引起的急性全身性感染，以腮腺肿痛为主要特征，有时亦可累及其他唾液腺。

本病为自限性疾病，目前尚缺乏特效药物，抗生素治疗无效，一般预后良好。

- **传染源：**早期患者和隐性感染者。病毒存在于患者唾液中的时间较长，腮肿前 6 天至腮肿后 9 天均可自患者唾液中分离出病毒，因此在这两周内有高度传染性。感染腮腺炎病毒后，无腮腺炎表现，而有其他器官如脑或睾丸等症状者，则唾液及尿亦可检出病毒。
- **传播途径：**腮腺炎病毒在唾液中通过飞沫传播（唾液及污染的衣服亦可传染），其传染力较麻疹、水痘弱。孕妇感染本病可通过胎盘传染胎儿而导致胎儿畸形或死亡，流产的发生率也增加。
- **易感者：**人群普遍易感，其易感性随年龄的增加而下降。青春期后发病男性多于女性，病后可有持久免疫力。

- **预防手段**：流行性腮腺炎多发于人群聚集处，如幼儿园及学校等。一旦患过流行性腮腺炎，将获得终身免疫。接种麻疹、风疹、腮腺炎三联疫苗或腮腺炎疫苗可预防本病的发生。

小知识

学校、托幼机构同一班级或集体单位同一部门 2 天内出现集中发热病例达 5 例及以上，或同一办公室、同一宿舍出现 3 例及以上可判定为聚集性发热。

出现聚集性发热应立即报告所属地段疾病预防控制中心的保健科和辖区内所有中小学保健所，并在疾控部门的指导下做好防控工作。

中小学及幼儿园是聚集性发热的高发场所，在季节性流感等传染病高发期，学校应加强传染病防控管理，严格落实传染病防控的各项卫生管理制度。

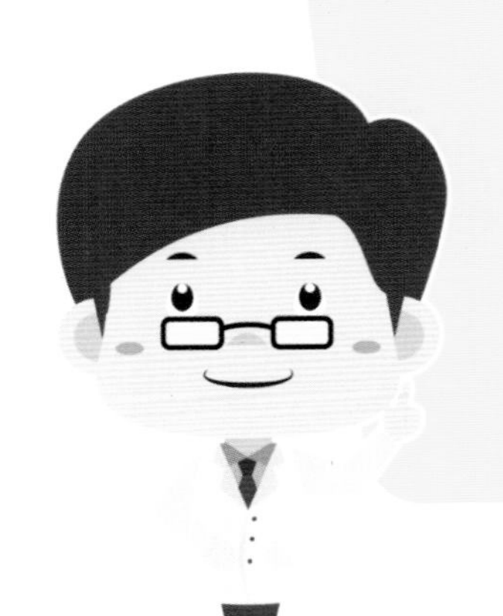

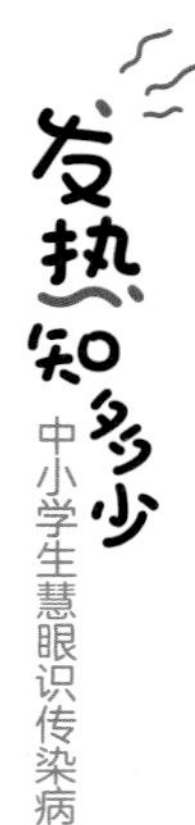

10. 流行性脑脊髓膜炎

流行性脑脊髓膜炎又称流行性脑膜炎，简称流脑，是由脑膜炎双球菌引起的化脓性脑膜炎。

脑膜炎双球菌自鼻咽部侵入人体，如人体免疫力强，则可迅速将病原菌杀灭，或成为带菌状态；但若抵抗力弱或细菌毒力较强时，则病菌可从鼻咽部黏膜进入血液，发展为败血症继而累及脑脊髓膜，形成化脓性脑脊髓脑炎。

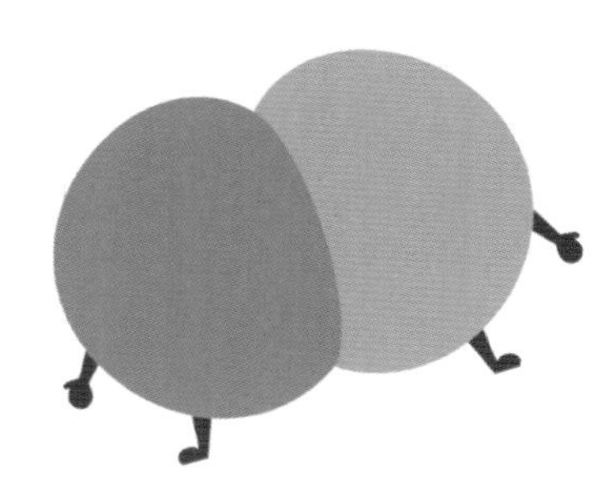

- 传染源：带菌者和患者。患者从潜伏期末开始至发病 10 天内具有传染性。
- 传播途径：病原菌存在于患者或带菌者的鼻咽分泌物中，借飞沫传播。
- 易感者：本病任何年龄均可发病，但由于新生儿有来自母体的抗体故发病少见。6 月龄至 2 岁发病率最高，以后随年龄增长逐渐下降。
- 预防手段：脑膜炎双球菌对日光、干燥、寒冷、湿热及消毒剂耐受力很差，所以应注意个人和环境卫生，保持室内空气流通。
- 此外，做到早发现，早确诊，早报告，就地隔离、治疗，可以从源头控制脑膜炎双球菌的传播。

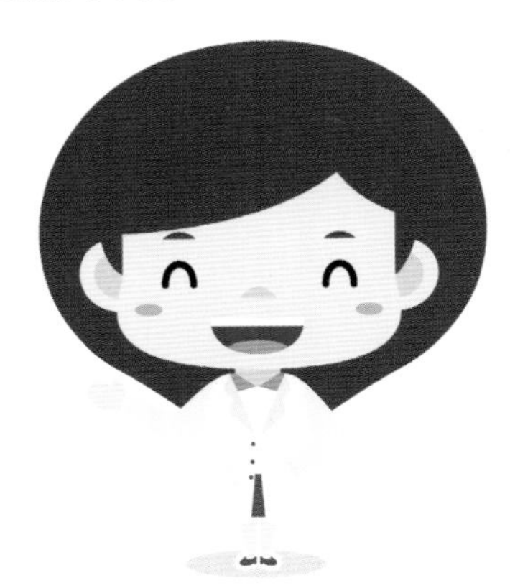

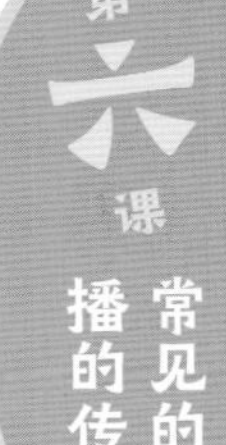

11. 传染性单核细胞增多症

传染性单核细胞增多症，简称传单。EB 病毒（Epstein-Barr virus，EBV）感染是传单的主要原因。 EB 病毒可通过易感者与传染性单核细胞增多症患者及 EB 病毒携带者亲密接触而传播。

EB 病毒与口咽部上皮细胞接触，从而使病毒复制，释放 EB 病毒至口咽分泌物中，并感染口咽部淋巴组织丰富区域的 B 细胞。感染 EB 病毒的 B 细胞将感染扩散到整个淋巴网状系统。成人潜伏期平均为 4~8 周，儿童潜伏期更短。

多为急性、自限性病程，以不规则发热、咽峡炎、淋巴结肿大为主要表现，可合并肝脾肿大、外周淋巴细胞及异型淋巴细胞比例增高。

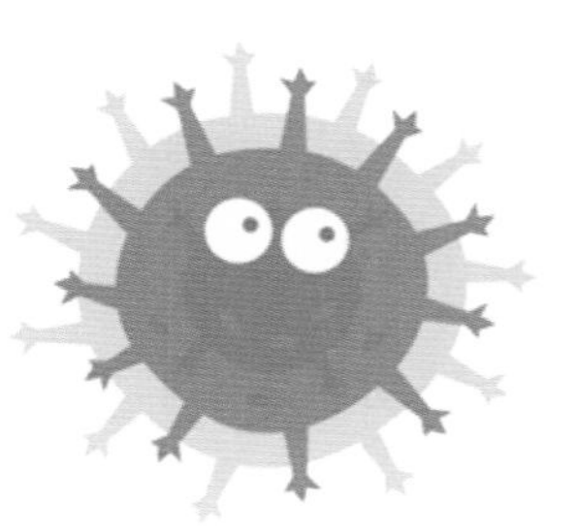

- **传染源：**传染性单核细胞增多症患者及 EB 病毒携带者。
- **传播途径：**为经口亲密接触传播（即口 – 口传播），如接吻，故本病也称为接吻病，而飞沫、母乳喂养、血液制品等虽也有传播可能，但并不是主要传播途径。
- **易感者：**多发于青少年或成年，儿童多为隐性感染。
- **预防手段：**传染性单核细胞增多症主要通过密切经口接触传播，EB 病毒可以在患者唾液中存活数月，确诊患者应该避免亲吻他人或者与他人共用餐具。

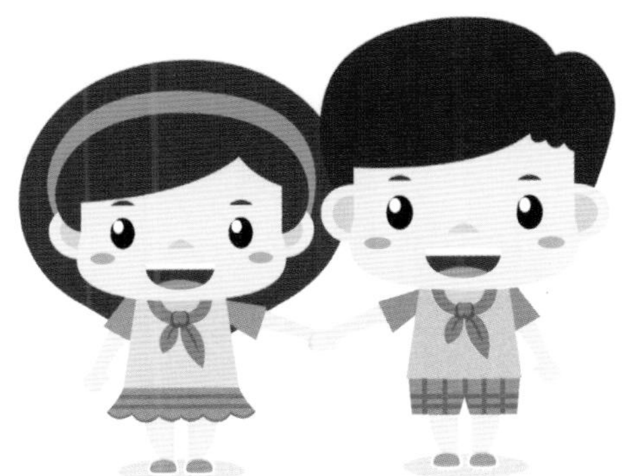

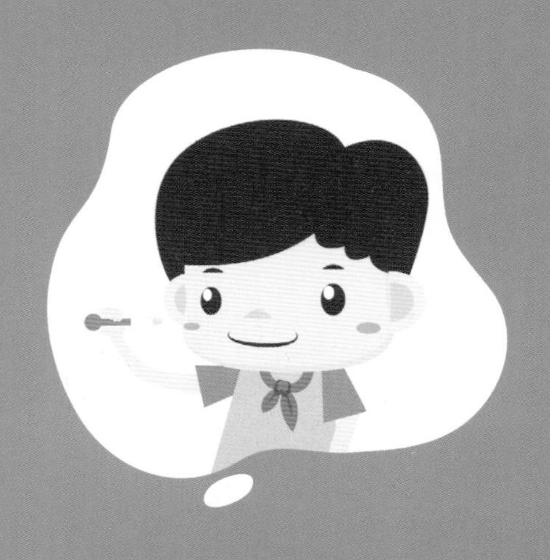

第七课

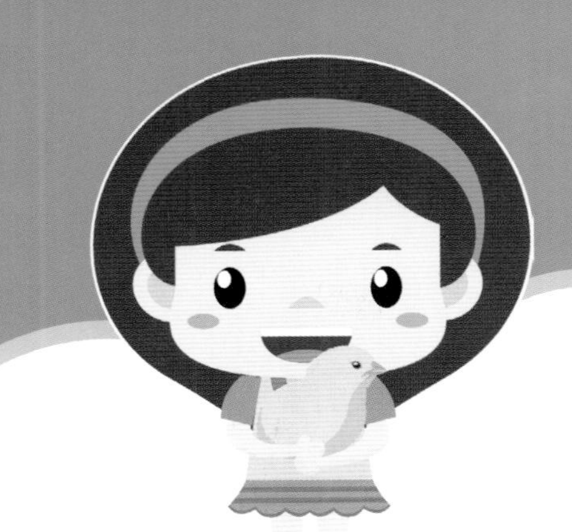

常见的由动物传染给人的传染病有哪些？

1. 人感染 H7N9 禽流感

人感染禽流感是指由禽流感病毒引起的人类急性呼吸系统传染病，H7N9 型禽流感是一种新的禽流感亚型，于 2013 年 3 月底在上海和安徽两地率先发现。

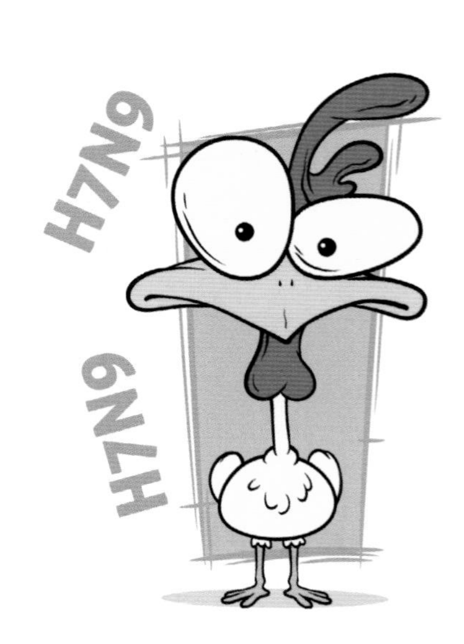

- **传染源：** 携带 H7N9 禽流感病毒的禽类（鸽子、鸡等）及其分泌物或排泄物。
- **传播途径：** 经呼吸系统传播，也可通过密切接触携带病毒的禽类的分泌物或排泄物等被感染，直接接触病毒也可被感染。现尚无人与人之间传播的确切证据。
- **易感者：** 从事非规模化和非规范化家禽养殖、贩卖、宰杀等工作的人群，因暴露于带毒禽类的机会更多，所以被感染的风险也更高。
- **预防手段：** 在生活中，我们应该尽可能减少与禽类的不必要接触，例如不要前往动物园、禽类市场，不要喂饲白鸽或野鸟等。不吃生的或半生的鸡肉、鸡蛋，同时注意个人卫生。

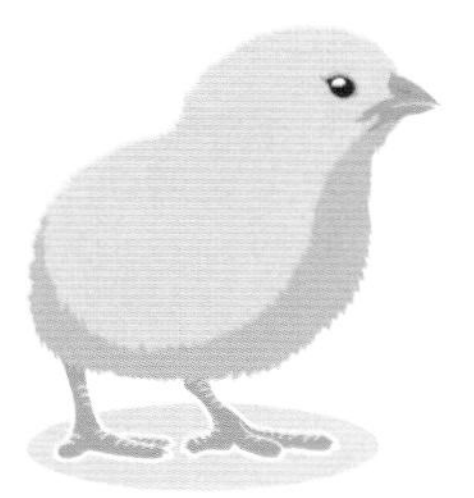

H7

H：指的是病毒外壳表面的血细胞凝集素（Hemagglutinin）

N9

N：指的是病毒外壳表面的神经氨酸酶（Neuraminidase）

小知识

人类已确定的血细胞凝集素有16个亚型（H1~H16），神经氨酸酶有9个亚型（N1~N9），不同组合产生不同病毒，也是区分它们的主要方式，所以用HxNy来命名。

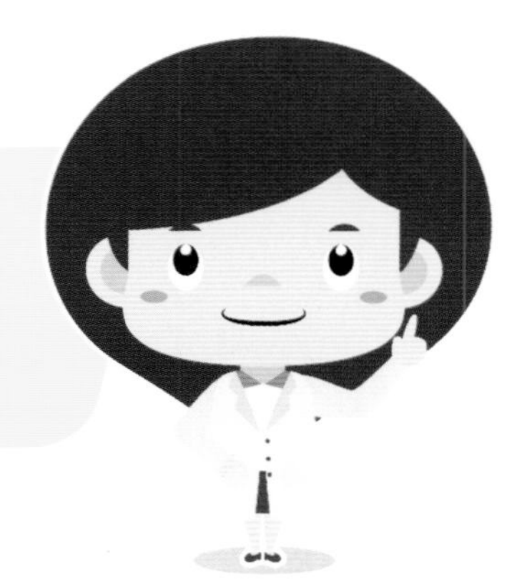

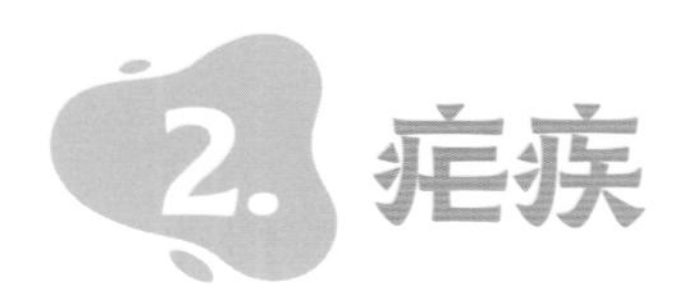

2. 疟疾

疟疾是经按蚊叮咬或输入疟原虫携带者的血液而感染疟原虫所引起的虫媒传染病。本病主要表现为周期性规律发作，全身发冷、发热、多汗，长期多次发作后，可引起贫血和脾肿大。

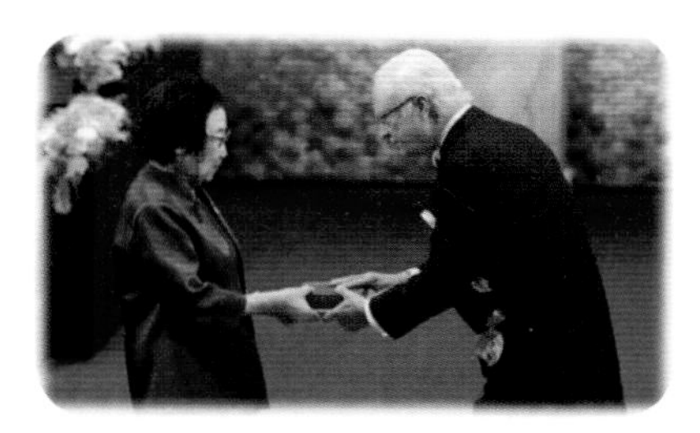

屠呦呦领取诺贝尔生理学或医学奖

小知识

2015年10月5日，瑞典卡罗琳医学院在斯德哥尔摩宣布，中国女科学家屠呦呦以及一名日本科学家和一名爱尔兰科学家分享当年的诺贝尔生理学或医学奖，以表彰他们在疟疾治疗研究中取得的成就。屠呦呦由此成为第一位获得诺贝尔科学奖项的中国本土科学家、第一位获得诺贝尔生理学或医学奖的华人科学家，由此实现了中国人在自然科学领域诺贝尔奖零的突破。

- **传染源：** 疟疾患者或无症状带疟原虫者。
- **传播途径：** 通过携带疟原虫的按蚊叮咬来传播。
- **易感者：** 有在疟疾流行区居住或旅行史，近年有疟疾发作史或近期曾接受过输血的发热患者都应被怀疑。根据世界卫生组织发布数据，全球 86% 的疟疾病例发生在非洲，9% 的病例发生在东南亚。

  我国疟疾主要流行于云南、海南、贵州等南部地区和安徽、河南、江苏、湖北等中部地区。
- **预防手段：** 如果处于疟疾的流行地区，需要积极采取措施，如穿长衣裤、睡蚊帐及喷抹除虫剂来避免蚊虫叮咬。短期进入疟区，应提前与医生联系，做好预防措施。

小知识

疟疾的英文名为 Malaria，这个词是由意大利语“mala – 不好”和“aria – 空气”两个词根组成。这是由于疟疾多发于热带和亚热带的湿热地区，人们最初误以为是由沼泽上空“有毒”的气体传播的。直到 19 世纪末，人们才搞清楚，疟疾其实是由一种叫按蚊的蚊子传播的，而蚊子容易在炎热潮湿的沼泽地生存，所以才有了这样的英文名字。

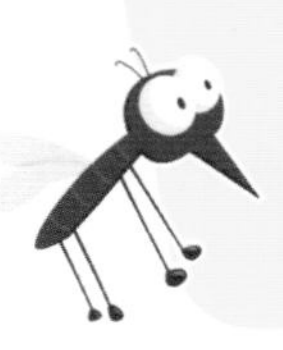

3. 流行性乙型脑炎

流行性乙型脑炎（简称乙脑）的病原体——乙脑病毒于 1934 年在日本发现，故名日本乙型脑炎。

在 1939 年，我国分离得到乙脑病毒，随后进行了大量调查研究工作，改名为流行性乙型脑炎。

本病主要分布在东亚和东南亚地区，多见于夏秋季。急起发病，临床表现为高热、意识障碍、惊厥、强直性痉挛和脑膜刺激征等，重型患者往往留有后遗症。

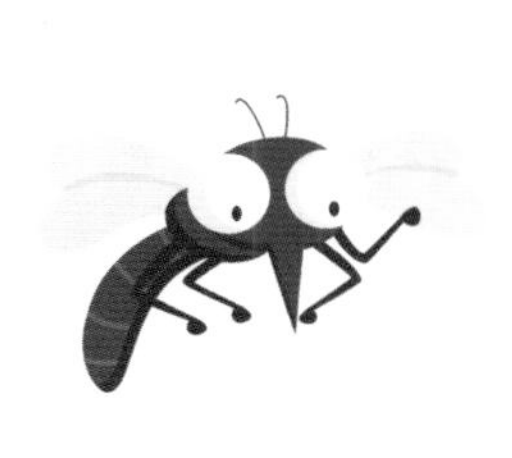

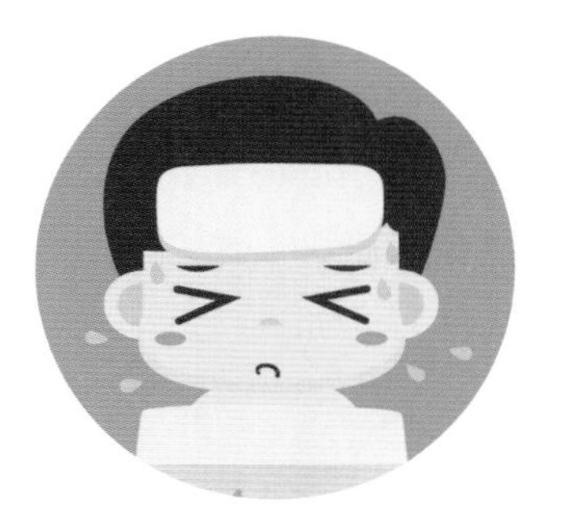

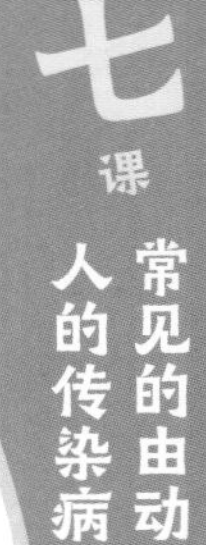

- **传染源**：主要是携带病毒的家畜（如猪、牛、马）和鸟类。幼猪是最重要的传染源和中间宿主。新生的幼猪缺乏免疫力，具有高感染率和高滴度的病毒血症。
- **传播途径**：乙脑病毒主要通过三节吻库蚊传播，蚊子吸入带有病毒的血液后，病毒可以在其体内增殖，移行到唾液腺，通过叮咬易感动物而传播，形成蚊 - 动物 - 蚊的循环，其间叮咬人则可引起人类感染。
- **易感者**：人群普遍易感。流行区成人大多数都有一定免疫力，多为隐性感染，10 岁以下儿童及非流行区成人缺乏免疫力，感染后容易发病。
- **预防手段**：除积极接种疫苗外，灭蚊防蚊也是预防乙脑的重要措施。

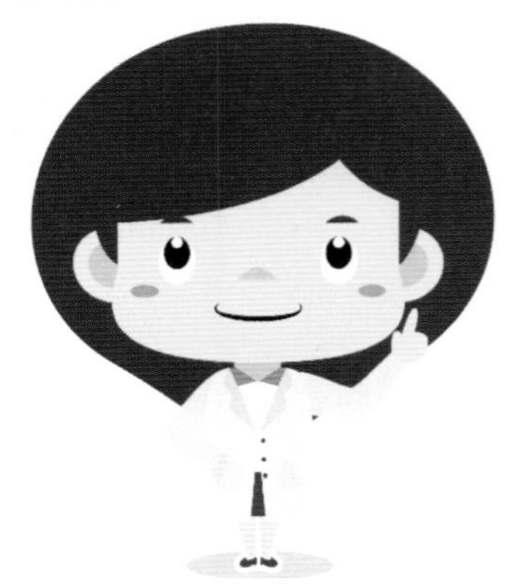

4. 流行性出血热

流行性出血热又称肾综合征出血热，是由布尼亚病毒科汉坦病毒引起的自然疫源性疾病。

临床表现以发热、出血、休克和肾损伤为主，典型病例表现分为发热期、低血压休克期、少尿期、多尿期和恢复期。

大部分患者可在 1~3 个月完全恢复，未及时诊断和治疗的重症患者可导致死亡。

疫区主要分布于亚洲，我国患病人数多。

- **传染源**：主要宿主和传染源为黑线姬鼠、褐家鼠、大林姬鼠等啮齿类动物。患者不是主要的传染源。
- **传播途径**：可以通过呼吸道、消化道、虫媒、气溶胶等传播。
- **易感者**：人群普遍易感。患者主要是男性青壮年农民和工人。
- **预防手段**：野外活动或田间劳作时加强个人防护，预防吸入鼠类排泄污染物和鼠体寄生虫叮咬。建议疫区居民的适龄人群接种出血热疫苗，可维持较长时间的免疫力。

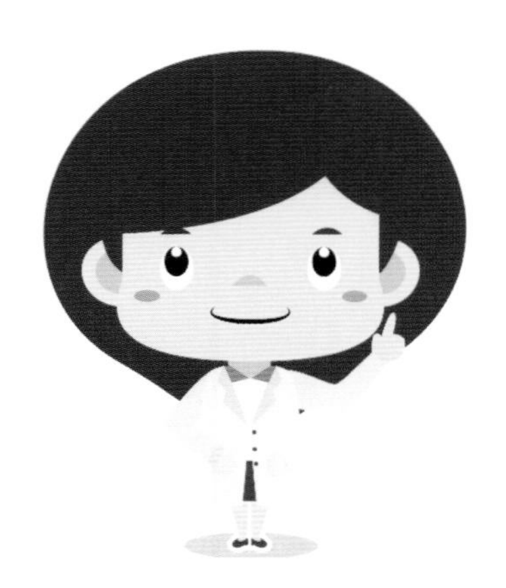

第八课

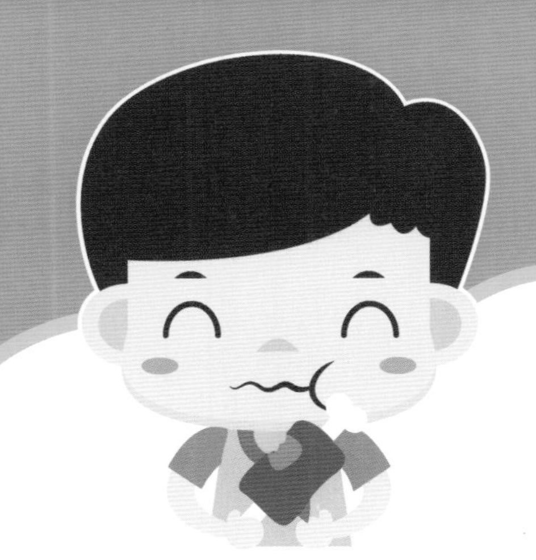

常见的“病从口入”的传染病有哪些？

1. 细菌性痢疾

细菌性痢疾简称菌痢，是志贺菌属（痢疾杆菌）引起的肠道传染病。常年散发，夏秋多见，是我国的常见病、多发病。

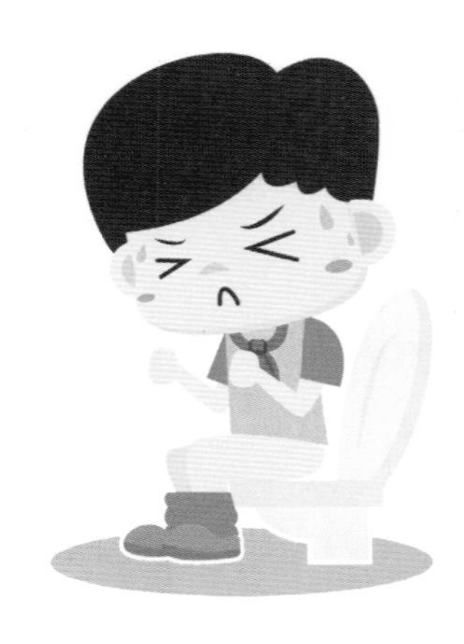

临床表现主要有发冷、发热、腹痛、腹泻、里急后重、排黏液脓血便。中毒性菌痢起病急骤，呈突然高热、反复惊厥、嗜睡、昏迷，会迅速发生循环衰竭和呼吸衰竭，而肠道症状轻或无，病情凶险。

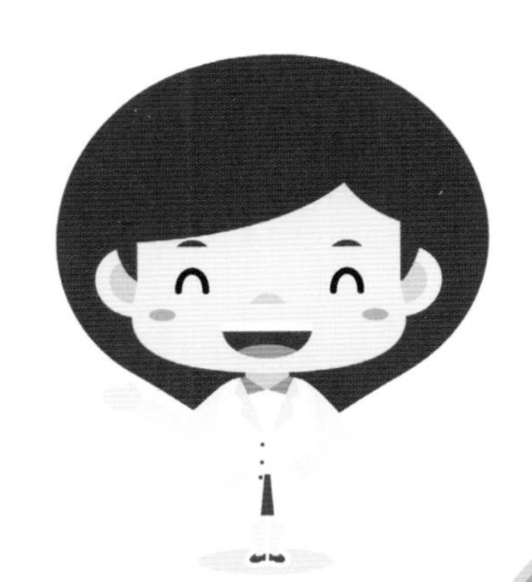

- **传染源：** 患者和带菌者。急性、非急性典型菌痢与慢性隐匿型菌痢患者为重要传染源。
- **传播途径：** 痢疾杆菌随患者或带菌者的粪便排出，通过污染手、食品、水源或生活接触，或苍蝇、蟑螂等间接方式传播，最终均经口进入消化系统使易感者受感染。
- **易感者：** 人群普遍易感。
- **预防手段：** 学龄前儿童及青少年患病多与不良卫生习惯有关。身体抵抗力降低、接触感染机会多也容易患病。因此，在日常生活中，应保持良好的卫生习惯，同时注意锻炼身体，增强抵抗力。

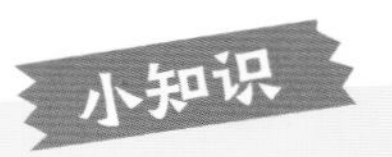

食物为什么会腐败变质?

天气炎热时，如果不把肉或者牛奶等食物放入冰箱的话，往往过几个小时或几天就腐败（“变馊”）了。食物腐败主要是由于以食物为营养的各种细菌大量繁殖。每1克腐败食物中，约含有1千万~1亿个细菌。引起腐败的细菌，不仅会在食物表面增殖，也会在食物内部增殖，从而引起食物变质。

此外，发霉也是引起食物变质的主要原因之一。霉菌在适宜的条件下，会吸收食物中的水分和养分开始繁殖，同时产生霉菌毒素。

误食变质的食物可能导致食物中毒或其他疾病，因此，我们在生活中一定不要食用不新鲜的食物。

2. 广州管圆线虫病

广州管圆线虫病是指因进食了含有广州管圆线虫Ⅲ期幼虫的生或半生的螺肉而感染的人畜共患寄生虫病。这种管圆线虫于1933年在广州褐家鼠体内首次被发现，并因此得名。广州管圆线虫的Ⅲ期幼虫主要侵犯人体中枢神经系统，表现为脑膜炎和脑炎、脊髓膜炎和脊髓炎，可使人致残甚至致死。首例广州管圆线虫病于1945年在台湾被报道，迄今全球患者已达3000多例，主要流行于东南亚地区、太平洋岛屿，在我国以台湾、福建、广东、浙江等地为主。

以前这种病在我国主要分布在南方地区，但有“南病北移”的现象，如2006年北京发生的“福寿螺事件”就是由于人食用半熟或加热不彻底的福寿螺后而感染该病。

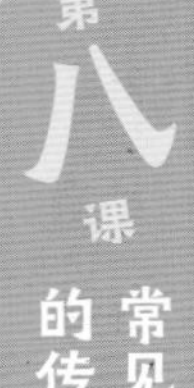

小知识

食用福寿螺后感染广州管圆线虫病

2006 年 6 至 9 月，北京首次发生群体广州管圆线虫病，为重大突发公共卫生事件，不但危害患者，而且影响社会稳定。

患者因进食生的或半生的含有广州管圆线虫Ⅲ期幼虫的螺肉而感染，幼虫寄生在中枢神经系统而致病。感染轻者可能只有一过性皮肤感觉异常和轻度头痛以及低热等，大约 3~5 天症状就会消失；严重者可引起较重的神经系统病变。

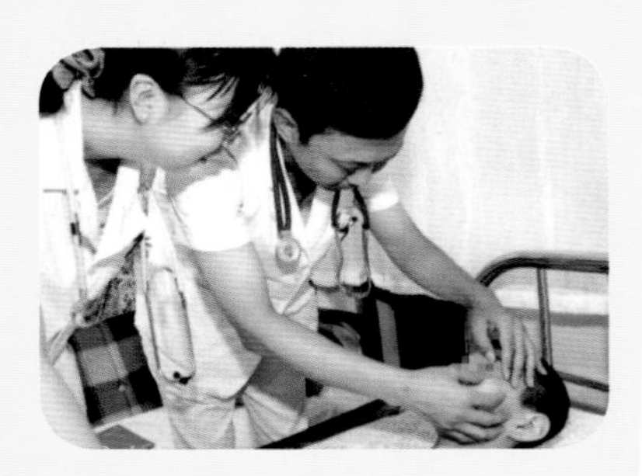

1997 年，首次在浙江省温州市暴发流行，随后各地陆续报道。

2003 年，卫生部将其列为我国新发传染病。

- **传染源**：广州管圆线虫主要寄生于鼠类肺动脉及右心内，中间宿主包括褐云玛瑙螺、皱疤坚螺、短梨巴蜗牛、中国圆田螺、东风螺等，一只螺中可能潜伏 1600 多条幼虫。
- **传播途径**：人因生食或半生食含广州管圆线虫Ⅲ期幼虫的螺肉而感染，在流行区进食生的或不熟的转续宿主（鱼、虾、蟹、蛙、蛇等）肉亦可被感染，生食被Ⅲ期幼虫污染的蔬菜、瓜果或喝生水也可感染。
- **易感人群**：人群普遍易感。
- **预防手段**：不吃生或半生的螺类或鱼类，不吃生菜、不喝生水；还应防止在加工螺类过程中受感染。

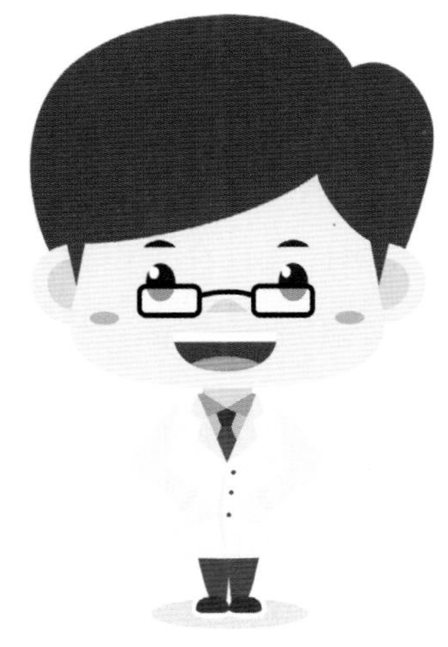

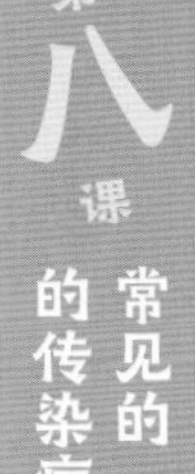

3. 诺如病毒性胃肠炎

诺如病毒又被称作诺瓦克病毒，感染发病以轻症为主，最常见的症状是腹泻和呕吐。一般成人中腹泻更常见，儿童比成人更容易出现呕吐，部分患者有恶心、腹痛、头痛、发热、畏寒和肌肉疼痛等症状。

诺如病毒在全世界范围内均有流行，感染对象多为成人和学龄儿童，全年均可发生感染，寒冷季节呈现高发。

在中国 5 岁以下腹泻儿童中，诺如病毒检出率为 15% 左右。血清抗体水平调查表明，中国人群中诺如病毒感染十分普遍。

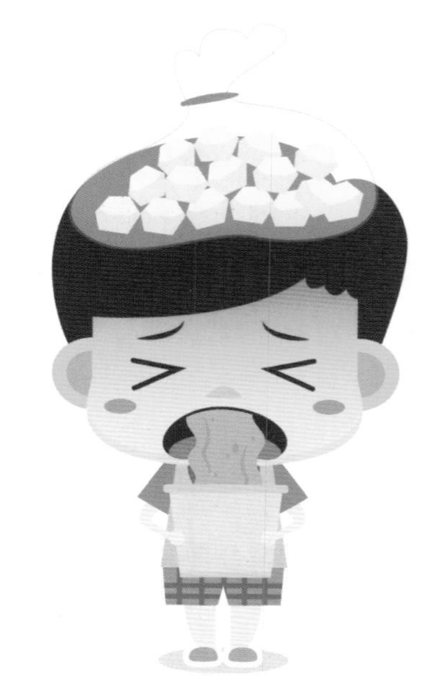

- **传染源：** 诺如病毒通常存在于牡蛎等贝类中，这些受污染贝类若处理不好，食用后就可能被感染。其他主要的传染源为已感染诺如病毒的患者、隐性感染者及诺如病毒携带者。
- **传播途径：** 粪－口途径是主要的传播途径，但是也可以通过粪便或呕吐物产生的气溶胶传播，这也是学校容易大规模传播的一个因素。
- **易感人群：** 诺如病毒的传染性强，人群普遍易感。
- **预防手段：** 在人口聚集的学校、幼儿园等场所，诺如病毒容易引起暴发流行，进而成为突发公共卫生问题。因此，在生活中应该养成饭前便后洗手的习惯，不吃过期、变质食物、不饮生水，注意个人卫生，都能够起到很好的预防作用。

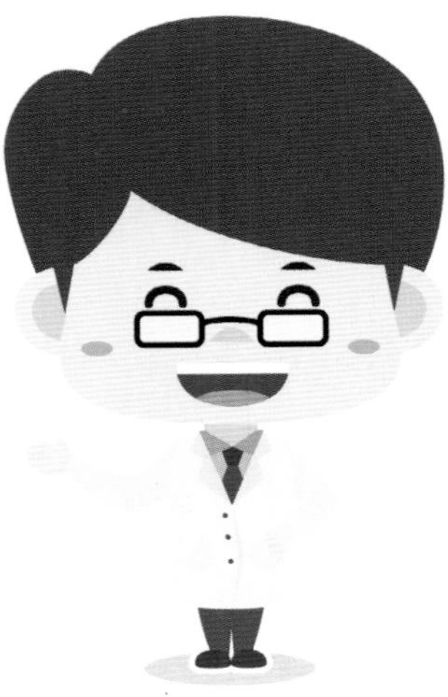

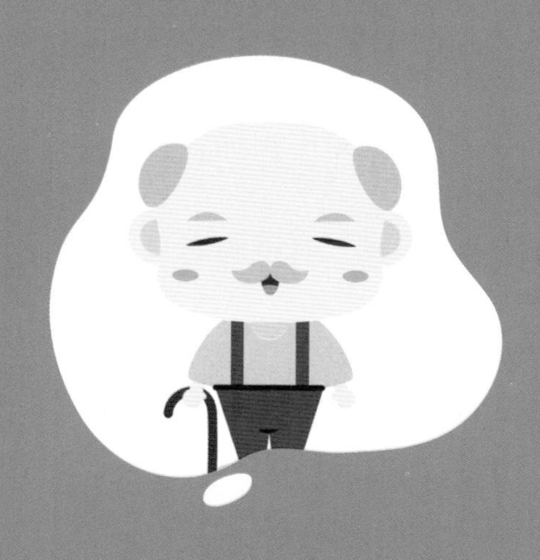

第九课

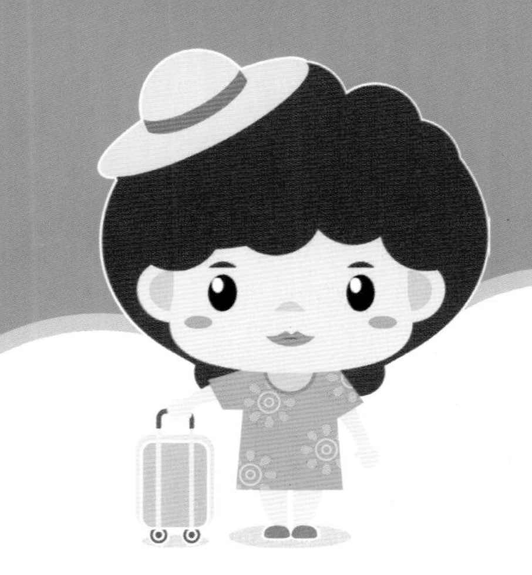

常见的“旅行传染病”有哪些？

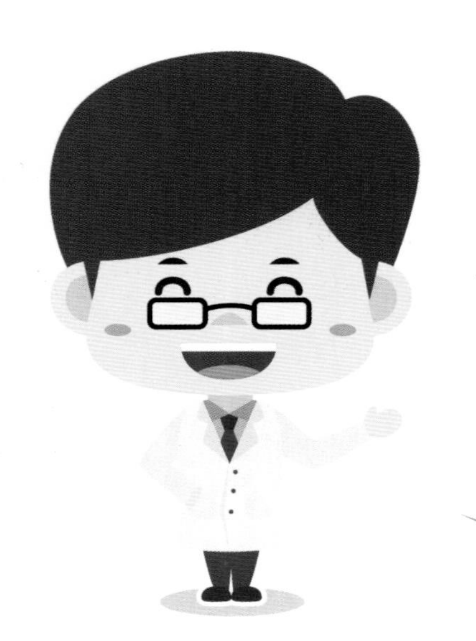

在不同国家、不同地域，传染病的流行情况各有不同。作为域外旅行者，无论是公务出差还是观光旅游，务必要把健康和安全放在第一位，充分了解目的地传染病的流行情况，提前做好准备。

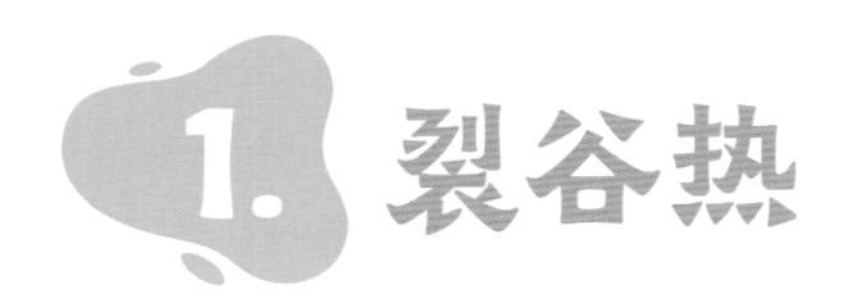

1. 裂谷热

裂谷热（Rift Valley Fever，RVF），是由裂谷热病毒引起的，经蚊类媒介或接触传播的急性病毒性人畜共患病，主要影响的是动物，但也能传染人。

裂谷热在非洲一直是严重危害公共卫生安全的隐患。目前该病已逐渐蔓延至世界其他国家和地区。

初始症状有发热、头痛、疲劳、关节和肌肉疼痛，有时会有恶心、呕吐，部分患者会出现结膜炎及畏光的现象；严重者可能会出现出血、休克、脑炎或肝炎，甚至是死亡。

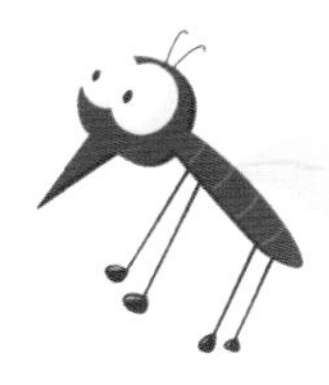

- **传染源**：多种家畜，如绵羊、山羊、牛、水牛、骆驼等，可感染裂谷热病毒，为主要传染源。
- **传播途径**：直接接触感染动物的组织、血液、分泌物和排泄物或食用未煮熟的肉、奶等可引起感染；也通过伊蚊、库蚊、按蚊和其他很多蚊种叮咬而传播，以伊蚊为主。
- **易感人群**：任何年龄均可发病，但儿童发病较少，男性多于女性。动物养殖和屠宰人员、兽医等属于高危人群。本病一年四季均可流行，季节分布与媒介活动有关。
- **预防手段**：到疫区旅游时，注意穿防护衣，如长衫长裤，使用蚊帐和驱虫剂，在蚊虫叮咬高峰时间避免户外活动是防蚊的有效方法，特别要注意白天防蚊，不食用未煮熟的肉奶。

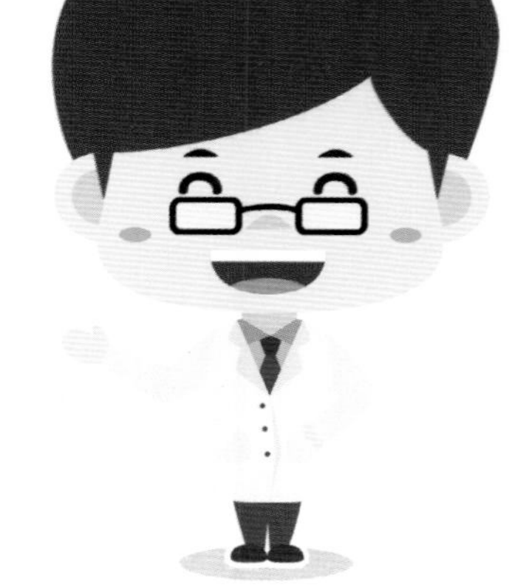

小知识

中国首例输入性裂谷热病例

患者男，45 岁，在安哥拉务工，于 2016 年 7 月 14 日晚（北京时间）在安哥拉出现发热伴头痛，以及全身关节痛、肌肉痛等症状，在当地医院治疗病情未缓解，于 7 月 21 日凌晨乘飞机回国。

7 月 21 日晚，患者抵达北京，入境时病情严重，被送往首都医科大学附属北京地坛医院隔离诊治。

23 日上午，北京市疾病预防控制中心对患者标本的裂谷热核酸检测结果为阳性。

23 日下午，中国疾病预防控制中心核酸复核检测结果阳性。

23 日晚，专家组根据患者流行病学史、临床表现和实验室检测结果，确诊该病例为我国首例输入性裂谷热病例。

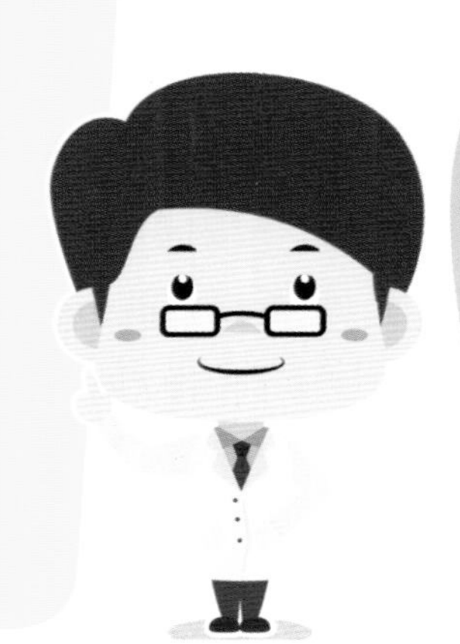

2. 埃博拉出血热

埃博拉出血热 (Ebola haemorrhagic fever，EHF) 又称博拉病毒病 (Ebola viral disease，EVD)，是由病毒性出血热病原体——埃博拉病毒引起的一种严重高致死传染病。目前，该病流行局限在中非热带雨林和东南非洲热带大草原，但呈扩张趋势。

通常由血液和其他体液传播，传播速度很快，感染性极强。人类或其他灵长类动物感染后，可导致埃博拉出血热，病死率可达 50%~90%。

鉴于埃博拉病毒的致病力，及能在人与人间传播，且无特效的抗病毒药物和治疗方法，世界卫生组织已将其列为对人类危害最严重的“生物安全第 4 级病毒”，并将其列为潜在的生物战剂。

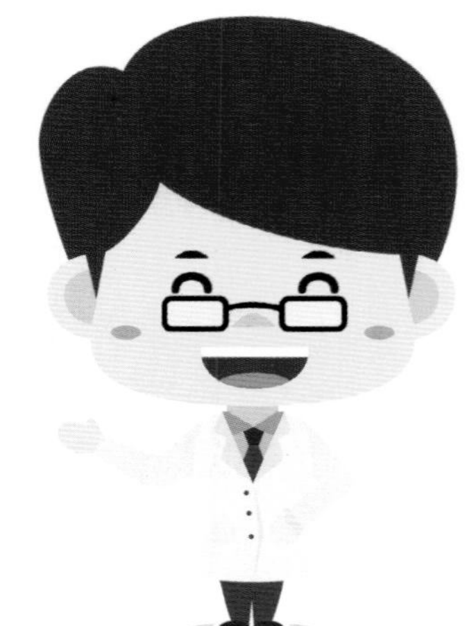

- **传染源：**感染埃博拉病毒的人和非人灵长类动物为本病传染源。自然宿主为狐蝠科的果蝠，但其在自然界的循环方式尚不清楚。
- **传播途径：**接触传播是本病最主要的传播途径。可以通过接触人和被感染动物的各种体液、分泌物、排泄物及其污染物而感染；其他传播途径包括：气溶胶传播——吸入感染性的分泌物、排泄物，使用未经消毒的注射器及性传播等。
- **易感者：**人类对埃博拉病毒普遍易感。发病主要集中在成年人，主要是因为成年人与患者接触机会多有关。
- **预防手段：**在疫区旅游时，应注意减少与高风险感染动物的接触（如果蝠、猴子或猿）。动物制品（血和肉）被食用前应确保煮熟。同时尽量减少参加大型集会，交际场合应尽量避免握手和拥抱。

3. 寨卡病毒病

寨卡病毒病是由寨卡病毒（Zika Virus）通过蚊虫叮咬传播的一种虫媒性传染病。

感染后症状与登革热相似，包括发烧、皮疹、关节疼痛、肌肉疼痛、头痛和结膜炎（“红眼”）。

在寨卡病毒感染者中，只有约 20% 会表现轻微症状，症状通常不到 1 周即可消失。然而，如果孕妇感染，其胎儿可能会受到影响，导致新生儿小头症甚至死亡。

小知识

- 2014 年 2 月，智利在复活节岛发现了寨卡病毒感染的首位本土病例。
- 2015 年 5 月，巴西开始出现寨卡病毒感染疫情。
- 截至 2016 年 1 月 26 日，有 24 个国家和地区有疫情报道，其中 22 个在美洲。
- 2016 至 2019 年我国内地累计报告 30 例输入性寨卡病毒病病例。

- **传染源：** 主要包括患者、隐性感染者和寨卡病毒感染的非人灵长类动物。
- **传播途径：** 主要为埃及伊蚊、白蚊伊蚊、非洲伊蚊和黄头伊蚊等叮咬，此外还能够由宫内感染和分娩时通过母婴传播感染，血源传播和性传播较罕见。
- **易感人群：** 人群普遍易感，曾感染过寨卡病毒的人可能对再次感染具有免疫力。
- **预防手段：** 对于寨卡病毒，目前尚无疫苗进行预防，最佳预防方式是防止蚊虫叮咬。

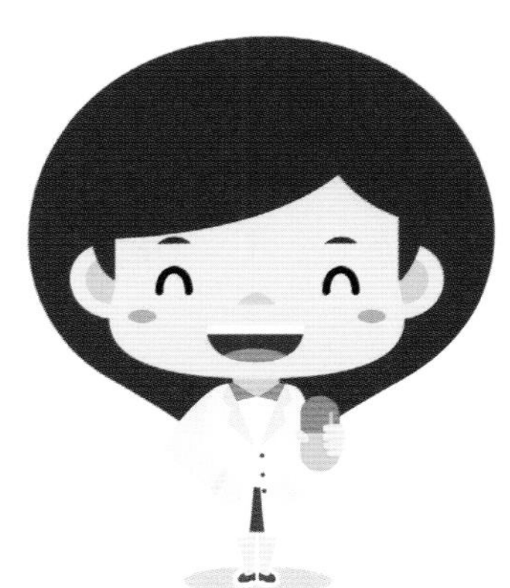

4. 登革热

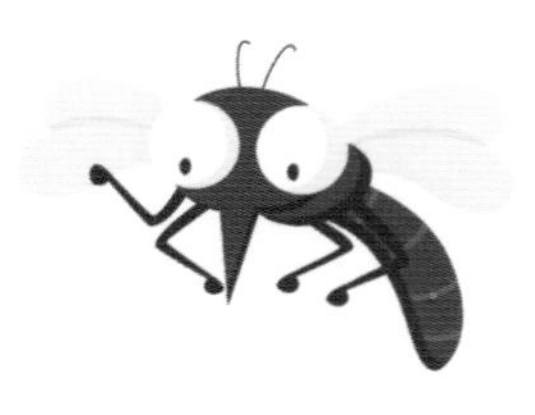

登革热是登革病毒经蚊媒传播引起的急性虫媒传染病。

典型的临床表现为起病急骤，高热、头痛、肌肉及骨关节剧烈酸痛，部分患者出现皮疹、出血倾向、淋巴结肿大、白细胞计数减少、血小板减少等。

本病主要在热带和亚热带地区流行，有一定季节性，一般发生在 5~11 月份，高峰在 7~9 月份。我国广东、香港、澳门等地亦是登革热流行区。

- 传染源：患者及隐性感染者为主要传染源。
- 传播途径：主要传播途径为伊蚊叮咬。
- 易感者：人群普遍易感，但发病以成人为主；在地方性流行区，发病以儿童为主。
- 预防手段：防止蚊虫叮咬是最有效的预防手段；值得注意的是，登革热的症状与感冒、流感等比较相似。因此，如果被蚊子叮咬或有南美、非洲、东南亚地区的外出旅游史，应及时就诊。

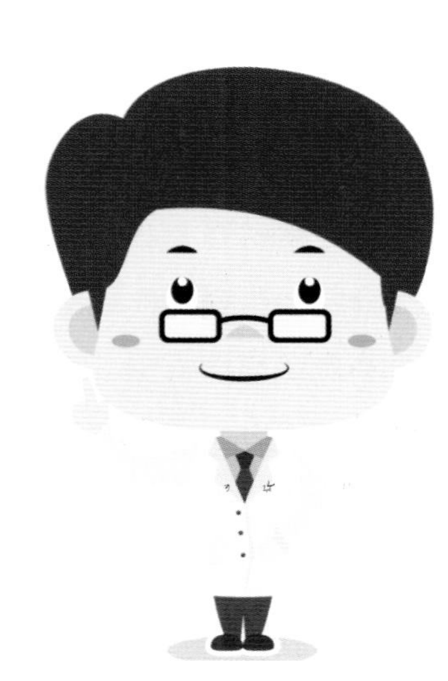

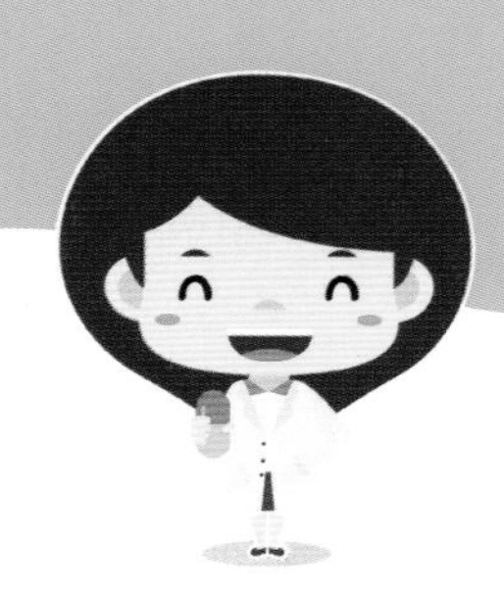

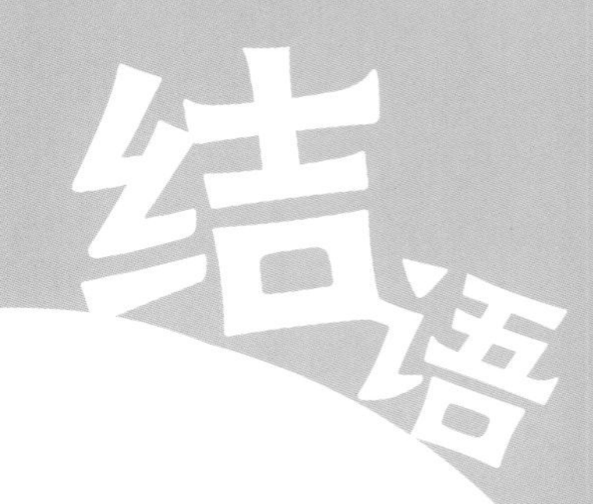

亲爱的同学：

感谢阅读本书。

希望通过本书的简单介绍，能够让你对生活中常见的一些伴有发热症状的传染性疾病具有初步了解，帮助你在日常生活中养成良好的生活习惯和卫生习惯，更有效地去预防疾病。并在遇到疾病时能够做到及时就医，不必过度紧张。

希望这本书能够帮助你“慧眼识传染病”。

祝健康快乐，茁壮成长！

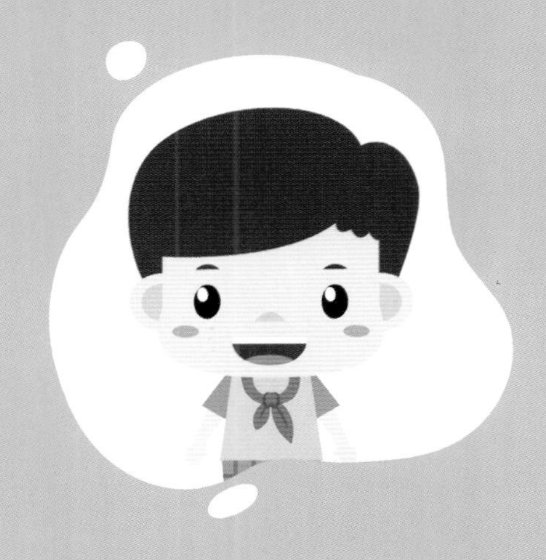

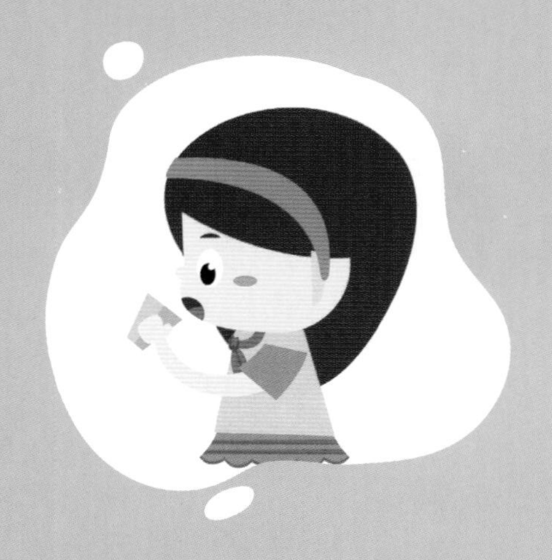

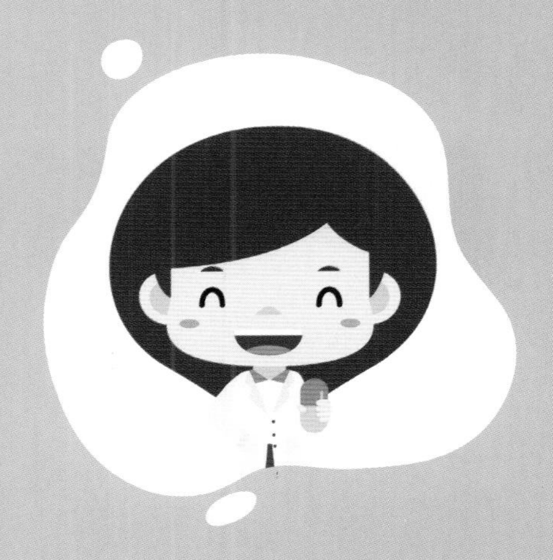

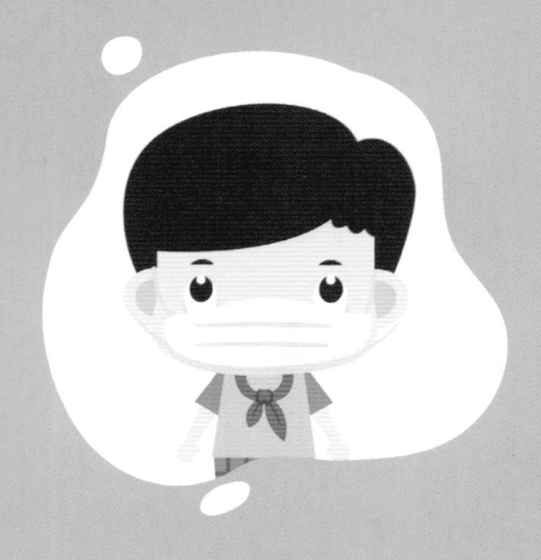